CONTAMINACIÓN ELECTROMAGNÉTICA

Tratamiento de la hipersensibilidad electromagnética

© Adolfo Pérez Agustí (2014)

edicionesmasters@gmail.com

Este libro no se habría podido realizar sin la ayuda desinteresada de mis amigos:

Rosa María Real Cabrera, Licenciada en Derecho y Facilitadora Energética. (rosamaria.real.cabrera@gmail.com), por su trabajo como correctora técnica y suministradora de datos.

José López Mateos, Veterinario y Biólogo (jolomate@yahoo.es), por su trabajo: "Daños celulares producidos por la radiación electromagnética".

Valentín Pérez Berzal (valentin.pb@gmail.com), investigador, maestro en Reiki, Shiatsu y Bioplasma, por su trabajo para localizar los puntos EM y cómo protegerse de ellos.

Mario José Tapia Funes (mario_apice@hotmail.com), experto en electromagnetismo e instalador de redes.

"Prefiero que una persona no duerma por mis escritos, a que se duerma por ellos"

Adolfo Pérez Agustí

CONTAMINACIÓN ELECTROMAGNÉTICA

Tratamiento de la hipersensibilidad electromagnética

Quizá estamos ante el mayor problema de salud mundial, de consecuencias imprevisibles por lo difícil de solucionar y las implicaciones económicas, tecnológicas y de seguridad que conlleva.

Se insta a los gobiernos del mundo entero hacia la búsqueda de soluciones que no impidan la utilización de la tecnología existente y su adecuado progreso, pero que prime ante todo la salud de los afectados.

El mayor problema no son los ejecutores políticos, ni las empresas que fabrican aparatos electromagnéticos. Tampoco el ciudadano es responsable por emplear productos que se venden libremente en el mercado en la creencia de que no le causarán daño. Y quizá deberíamos salvaguardar también a los médicos, con su escepticismo ante cualquier enfermedad que no comprenden, pues los métodos de diagnóstico disponibles nunca les indican una relación entre el uso de las tecnologías y el mal del enfermo. Si no hay casuística fiable, no les queda otra solución que mitigar los efectos secundarios mediante la receta de medicamentos elaborados con elementos químicos que, probablemente, agudizarán el mal de enfermo a largo plazo.

Y en medio, el usuario -el enfermo-, angustiado por no ser entendido y creído, tomando lo único que le es ofrecido, un analgésico o un ansiolítico. Mejorado a nivel sintomático, se cree que su problema está resuelto y sigue sin tomar otras medidas que le protejan de la mala influencia que le están causando las ondas electromagnéticas.

En el imaginario social está la creencia que las "autoridades sanitarias" velan día y noche por nuestra salud, que si algo nos ocurre un experto doctor en medicina sabrá exactamente por qué y cómo solucionarlo. Pero la medicina tarda mucho en reaccionar ante lo imprevisto y lo desconocido, y en esa etapa en la cual nadie sabe nada, miles o millones de personas padecen serios problemas de salud y terminan creyéndose que ciertamente padecen algo así como una neurosis obsesiva.

Por eso, lo que proponemos en este libro no es el abandono del progreso tecnológico más importante de la civilización, sino que los individuos se adapten sin problemas a su entorno.

CAPÍTULO 1
Sensibilidad electromagnética

La energía de las ondas electromagnéticas está contenida dentro de paquetes de "cuantos" indivisibles que tienen que ser radiados o absorbidos como un todo.

Sensibilidad eléctrica (ES), sensibilidad electromagnética, sensibilidad EMF, electrosensibilidad, hipersensibilidad electromagnética (EHS), intolerancia a los campos electromagnéticos, hipersensibilidad a la electricidad, enfermedad por microondas, enfermedad por radiación, enfermedad por ondas de radio... muchos términos diferentes que se utilizan para describir esta condición.

El término global será sensibilidad electromagnética.

El profesor Olle Johansson de Suecia, uno de los principales científicos que trabajan en esta área, define la sensibilidad eléctrica como un deterioro funcional que significa diferentes cosas para diferentes personas.

A medida que las sociedades se industrializan y la revolución tecnológica continúa, ha habido un aumento sin precedentes del número y la diversidad de campos electromagnéticos (CEM). Estas fuentes incluyen las unidades de visualización de vídeo (VDU) asociadas con los ordenadores, los teléfonos móviles y sus estaciones base. Aunque estos dispositivos han hecho nuestra vida más rica, más segura y más fácil, han estado acompañados por preocupaciones sobre los posibles riesgos para la salud debido a las emisiones electromagnéticas.

No existe una definición ampliamente aceptada y la Organización Mundial de la Salud (OMS) declara sobre el este tema: "La EHS se caracteriza por una variedad de síntomas no específicos, que afecta a individuos y que se atribuye a la exposición a los campos electromagnéticos." El enunciado "que se atribuye a la exposición a los campos electromagnéticos", también da fe de la controversia en torno a este tema. La OMS reconoce que existen estos síntomas pero no oficialmente les atribuye a la exposición a campos electromagnéticos, algo que para las personas afectadas, es totalmente indignante. La investigación sobre los efectos sanitarios de la exposición a estos campos comenzó en serio en la década de 1960 y continúa hasta nuestros días. En la actualidad existe una enorme cantidad de evidencias que acreditan los efectos adversos para la salud de los campos electromagnéticos, pero la conciencia pública e incluso académica sigue siendo muy pobre.

1.1 Sensibilidad eléctrica

Desde 1980 se han reconocido con fiabilidad a personas que padecen la sensibilidad electromagnética, por sus problemas en la piel y el tejido nervioso. La mayoría normalmente se quejaba que tenían problemas superficiales en la piel, incluso la cara roja, eritema, y dermatitis con ampollas. Más tarde, en

1989, se informaron de nuevos síntomas, como náuseas, dolor de cabeza, sarpullido y calor intenso. En 1994, se informaron de síntomas del sistema nervioso, deficiencia en los órganos sexuales, del tracto respiratorio superior, y el tracto gastrointestinal. Los síntomas del sistema nervioso incluyen dolores de cabeza, vértigo, palpitaciones del corazón, sudores profusos, depresión y dificultades de memoria. La prognosis varía con el tipo de síntomas y las señales del sistema nervioso generalmente persisten mucho más tiempo que los síntomas superficiales. Con el tiempo y el aumento exponencial de los aparatos electromagnéticos en todo el mundo, los casos de enfermos y la sintomatología, han tenido un ascenso espectacular y preocupante.

La sensibilidad eléctrica afecta al menos a 1 de cada 1.000 pacientes de la población occidental. No obstante, esta cifra se refiere solamente a los casos admitidos y se estima que el porcentaje de afectados es mucho mayor, aunque el diagnóstico de los síntomas no se ha relacionado con las radiaciones.

El cuerpo humano es eléctricamente muy activo y las corrientes diminutas que lo recorren pueden ser medidas desde cada célula y en los órganos individuales, como el corazón y el cerebro, mediante procesos de monitorización, tanto rutinariamente como para evaluar la enfermedad. Sin actividad eléctrica, no habría vida.

Sin embargo, el fenómeno de la sensibilidad eléctrica se está observando y documentado cada vez más al estar expuestos a más fuentes de electromagnetismo, sea en forma de equipos eléctricos y electrónicos, como por las redes instaladas en entornos en los cuales permanecemos largas horas al día.

La ausencia de efectos sobre la salud en la mayoría de las personas podría significar que realmente no existen daños; no obstante, podría también significar que existe un efecto, pero que no se puede detectar con los métodos actuales.

Casi todas las personas sensibles eléctricamente lo son, o terminan siendo, también a los alimentos y / o productos químicos. Cuando las personas han adquirido un alto grado de sensibilidad a muchas cosas, son muy propensos a tener una sensibilidad anormal a los estímulos eléctricos.

1.2 Sensibilidades químicas

Los síntomas provocados por los agentes químicos son similares a los provocados por frecuencias eléctricas específicas del entorno, lo que permite desarrollar técnicas para la medición de las frecuencias en el cuerpo de los pacientes.

Las corrientes inducidas en el cuerpo por los campos eléctricos y magnéticos ambientales son comparables a las conocidas para producir electro-anestesia, que implica la estimulación de los opiáceos endógenos. Por lo tanto, se propone que una exposición crónica puede transcender en una adaptación.

1.2.1 En los animales

Los agricultores saben que el pastoreo de ganado en las líneas de alta tensión no se lleva bien con el trabajo de producir leche. Por lo tanto, aunque veamos una imagen con vacas pastando bajo las líneas eléctricas no demuestra la ausencia de efectos nocivos.

Las ondas electromagnéticas interrumpen en la "brújula" magnética de los petirrojos y de otras aves migratorias. En un largo y cuidadoso experimento, unos científicos alemanes descubrieron que los petirrojos que migran se desorientan cuando se exponen a campos electromagnéticos a niveles mucho más bajos que el umbral de seguridad para las personas. Las aves han utilizado desde siempre el sistema para navegar usando la luz y de la Tierra el campo magnético y cuando esa "brújula" magnética funciona, lo que consiguen gracias a pequeñas partículas en la cabeza de un tipo de cristal de hierro llamado magnetita.

Los animales que dependen de los campos eléctricos, magnéticos y electromagnéticos naturales para su orientación y navegación en la atmósfera de la tierra se desorientan por los campos artificiales creados por la tecnología, mucho más fuertes y constantemente cambiantes, y no pueden regresar de vuelta a su entorno vital. Es el caso de las abejas. Desde hace años, coincidiendo con la expansión de las redes de telefonía móvil, los movimientos migratorios de las abejas y otros insectos han disminuido, y en el caso de los gorriones, por ejemplo, su escasez es notoria en Inglaterra y en otros países del oeste de Europa.

Entre octubre de 2002 y mayo de 2006 se puso en marcha una investigación realizada en Valladolid (España) para examinar si esa disminución de la población de gorriones estaba relacionada con la radiación electromagnética de las estaciones base de telefonía móvil. El resultado mostró con un alto grado de significación estadística que el número de gorriones se reducía cuando la intensidad del campo eléctrico de las antenas superaba ciertos valores.

Una investigación similar se realizó en Bélgica, donde se contabilizó el número de gorriones en las proximidades de varias estaciones base de telefonía móvil durante el periodo reproductor. El estudio confirmó una correlación estadísticamente significativa entre la intensidad del campo eléctrico en las bandas de 900 y 1800 MHz y la disminución del número de pájaros. Incluso ya se había notificado anteriormente que las cigüeñas que construyen sus nidos a menos de 200 metros de las antenas de telefonía tienen un número bajo o nulo de nacimiento de pollos, y estos resultados mejoran entre 200 y 300 metros. A distancias mayores de 300 metros las cigüeñas crían con una probabilidad de éxito del 96,7%. La intensidad del campo eléctrico a una distancia de 200 metros es de 2,36±82 y a 300 metros es solamente de 0,53± 0.82. A partir de estos

10

resultados el autor concluye que la radiaciones electromagnéticas de las estaciones base de telefonía está perjudicando la reproducción de numerosas aves.

1.2.2 En las plantas

En otro entorno natural, se sabe que la fertilidad de las semillas de las plantas es mayor en aquellas que no han sufrido efectos de ondas electromagnéticas. Estos campos influyen negativamente en el flujo de transporte membranal de protones en la célula, con lo cual la producción de ATP se ve afectada notablemente y sin energía obviamente la planta pierde vitalidad e incluso puede morir en casos extremos de desnutrición. Por otro lado, el intercambio iónico a través de la membrana de sales y solutos que se encuentran cargados eléctricamente, se ve impedido debido al electromagnetismo que presentan los tejidos, con lo cual no va a haber absorción de minerales vitales para la planta. Otra forma de inhibir el crecimiento es dada por el efecto del campo electromagnético sobre las moléculas coloidales de la membrana donde el calcio es removido de la membrana fosfolipídica de las células, obteniendo como resultado una mayor permeabilidad de la membrana y con esto una menor entrada de solutos, afectándose de ese modo el desarrollo de las plantas.

1.2.3 En las personas

Muchas personas sufren de sensibilidad a ciertos alimentos y productos químicos ambientales que les causan malestar, o incluso, en casos extremos les impiden que funcionen de una manera eficaz, hasta el extremo en que incluso las cantidades más pequeñas de estas sustancias pueden en ocasiones provocar reacciones intensas que son específicas de cada individuo. Se conocen advertencias relativas a frutos secos, cacahuetes o gluten, alimentos que se encuentran comúnmente en el envasado de productos alimenticios. **Cuando se produce una reacción de sensibilidad, algún sistema de regulación en el cuerpo deja de funcionar correctamente** y da señales de alarma generando una reacción intensa. Por lo general, es el sistema nervioso autónomo (SNA), el primero en quedar comprometido de esta manera. Este sistema controla todas las funciones corporales involuntarias y cualquier parte o función del cuerpo podrían verse afectada por el mismo alérgeno. Por desgracia, los efectos de sensibilidad eléctricos no aparecen en las estadísticas médicas generales y los síntomas se achacan a otras causas.

Aquellas personas que ya han adquirido varias hipersensibilidades químicas y todavía están "en curso", corren especial riesgo de adquirir sensibilidades eléctricas como problema adicional. Este efecto puede transferirse a partir de alguna sustancia química que actúe en cierta frecuencia específica del paciente relacionada con un campo electromagnético en el medio ambiente. Por lo general, son los mismos síntomas en ambas causas y es la frecuencia del campo electromagnético lo que importa, una vez que se ha traspasado el umbral de intensidad de campo específico del paciente. Un caso ilustrativo se describió en 1984 con un voluntario hipersensible a 50 Hz, que reaccionó a 200 metros de líneas de alta tensión en el campo abierto y dentro de un vehículo que pasaba por debajo de las líneas de energía.

La gama de frecuencias clínicamente demostrables comprenden miles de segundos por ciclo (ritmos circadianos) a través de los latidos del corazón, audio, frecuencias de microondas de radio y la luz visible. Todos estos efectos son los llamados 'no térmicos', lo que significa que la potencia eléctrica es insuficiente para producir un calentamiento significativo en el cuerpo. Una vez más, es la frecuencia lo que importa.

Como una cuestión de salud pública, Alemania ha introducido en la Clasificación Internacional de Enfermedades el "Síndrome Químico de Sensibilidad Múltiple", y aunque no hay un equivalente en la clasificación de la OMS, parece razonable que se intente registrar estos casos como una complicación de sensibilidad química múltiple. Suecia considera la sensibilidad eléctrica como un desajuste orgánico, y admite que en lugares públicos y laborales las personas sensibles quedarían con cierta discapacidad.

1.3 El entorno eléctrico

Eléctricamente, los pacientes hipersensibles pueden experimentar problemas con las frecuencias del entorno natural. Las frecuencias atmosféricas derivadas de los cambios climáticos y las tormentas eléctricas, pueden ser un problema. Las frecuencias pueden ser eléctricas o acústicas.

Los lectores de códigos de barras de los comercios, al igual que los lectores de tarjetas en los medios de transporte, la iluminación y los fluorescentes en el registro de salida, ocasionan sensibilidades acumulativas, esto es, inicialmente apenas hay síntomas, pero con el tiempo la enfermedad se declara ya sin paliativos. Los gases inhalantes de los productos químicos, de limpieza o en los tejidos, o de los plásticos, causan una sensibilización química inicial. El paciente puede experimentar problemas con los aparatos eléctricos, tales como líneas de energía, sintonizadores de radio, transmisores de telefonía móvil, casetes de cinta o reproductores de CD/DVD, grabadoras de audio o video, ordenadores, teléfonos móviles o incluso satélites; de hecho, cualquiera de la multitud de dispositivos electrónicos que hay en el entorno moderno. No es necesario que el dispositivo eléctrico esté activo, pues un circuito resonante pasivo o en stand by, puede ser suficiente para desencadenar una reacción. Estas personas pueden ser conscientes del mal que les causa tener los aparatos eléctricos, no solamente cuando los manejan, sino incluso cuando están próximos.

Las mujeres tienen unas características que las hacen especialmente sensibles y los síntomas suelen aparecer en una etapa temprana, lo que resulta en ser etiquetadas como "ansiosas". Los varones, por el contrario, no manifiestan ninguna reacción hasta la aparición de un accidente repentino y discapacitante que pueda ocasionar que se vuelva completamente incapaz para funcionar normalmente.

El peligro de una crónica sobre-exposición a frecuencias eléctricas en una persona sana, es que los síntomas sean relacionados con otras enfermedades más comunes. Este problema parece surgir cuando el patrón de la frecuencia de los síntomas por exposición a sustancias químicas y tóxicas, coincida con el mismo patrón del entorno eléctrico. Esto hace que el enfermo y el médico crean que está bajo un ataque químico.

CAPÍTULO 2
Definición tecnológica

Según una interpretación del Segundo Principio de la Termodinámica, cuando dos energías similares entran en contacto, terminan fundiéndose entre sí.

2.1 Electromagnetismo

Las ondas electromagnéticas se forman cuando un campo eléctrico se une a un campo magnético perpendicularmente entre sí y con diferentes longitudes de onda. Cuando escuchamos la radio, vemos la televisión, o cocinamos en horno de microondas, estamos utilizando ondas electromagnéticas, pero de diferentes longitudes de ondas, que es la distancia entre una cresta de onda a la siguiente.

Las ondas en el espectro electromagnético varían en tamaño unas de otras, desde las ondas de radio muy largas, a las ondas de rayos gamma muy cortas más pequeñas que el tamaño del núcleo de un átomo y que no sólo pueden ser descritas por su longitud de onda, sino también por su energía y la frecuencia, relacionadas entre sí matemáticamente. Esto significa que es correcto hablar de la energía de una placa de rayos X, la longitud de onda de un horno de microondas, o la frecuencia de una onda de radio.

El espectro electromagnético incluye, desde la longitud de onda más larga a la más corta: ondas de radio, microondas, infrarrojos, ópticos, ultravioleta, rayos X y rayos gamma.

La velocidad de las ondas electromagnéticas es una constante (300.000 Km/s aprox.), y si un objeto en movimiento emite ondas, no se pueden sumar o restar sus velocidades, sólo se modifica su frecuencia (efecto doppler). Las ondas electromagnéticas, que tienen una frecuencia y un periodo (el periodo es la longitud de la onda), se comportan como ondas por su forma de propagarse y como partícula, ya que producen efectos en la materia (calor, electricidad, etc.).

2.2 Frecuencias

La frecuencia simplemente describe el número de oscilaciones o ciclos por segundo, mientras que la expresión "longitud de onda" se refiere a la distancia entre una onda y la siguiente. Por consiguiente, la longitud de onda y la frecuencia están inseparablemente ligadas: cuanto mayor es la frecuencia, más corta es la longitud de onda. El efecto sobre el organismo de los diferentes campos electromagnéticos es función de su frecuencia.

El espectro electromagnético cubre longitudes de onda muy variadas. Existen frecuencias de 30 Hz y menores que son relevantes en el estudio de ciertas nebulosas. Por otro lado, se conocen frecuencias cercanas a $2,9 \times 10^{27}$ Hz, que han sido detectadas provenientes de fuentes astrofísicas. La energía electromagnética en una particular longitud de onda λ (en el vacío) tiene una frecuencia *f* asociada y una energía de fotón *E*. Por tanto, el espectro electromagnético puede ser expresado igualmente en cualquiera de esos términos.

Frecuencias extremadamente bajas: Llamadas ELF (Extremely Low Frequencies), son aquellas que se encuentran en el intervalo de 3 a 30 Hz.

Frecuencias súper bajas: SLF (Super Low Frequencies), son aquellas que se encuentran en el intervalo de 30 a 300 Hz. Se incluyen las ondas electromagnéticas de frecuencia equivalente a los sonidos graves que percibe el oído humano.

Frecuencias ultra bajas: ULF (Ultra Low Frequencies), son aquellas en el intervalo de 300 a 3000 Hz. Sonido normal para la mayor parte de la voz humana.

Frecuencias muy bajas: VLF, Very Low Frequencies. Frecuencias de 3 a 30 kHz que son usadas en comunicaciones gubernamentales y militares.

Frecuencias bajas: LF, (Low Frequencies), son aquellas en el intervalo de 30 a 300 kHz, utilizadas en servicios de comunicaciones de la navegación aeronáutica y marina.

Frecuencias medias: MF, (Medium Frequencies), están en el intervalo de 300 a 3000 kHz, siendo las ondas más importantes de la radiodifusión de AM (530 a 1605 kHz).

Frecuencias altas: HF, (High Frequencies), contenidas en el rango de 3 a 30 MHz y conocidas como "onda corta".

Se emplean en radiodifusión, comunicaciones gubernamentales y militares, así como en banda de radioaficionados y banda civil.

Frecuencias muy altas: VHF, (Very High Frequencies), van de 30 a 300 MHz. Se usan en la radio móvil, comunicaciones marinas y aeronáuticas, transmisión de radio en FM (88 a 108 MHz), los canales de televisión del 2 al 12 [según norma CCIR (Estándar B+G Europa)] y varias bandas de radioaficionados.

Frecuencias ultra altas: UHF, (Ultra High Frequencies), abarcan de 300 a 3000 MHz, e incluyen los canales de televisión de UHF, es decir, del 21 al 69 [según norma CCIR (Estándar B+G Europa)], y servicios móviles de comunicación en tierra, servicios de telefonía celular y comunicaciones militares.

Frecuencias súper altas: SHF, (Super High Frequencies), son aquellas entre 3 y 30 GHz utilizadas para comunicaciones vía satélite, radioenlaces terrestres, comunicaciones de alta tasa de transmisión de datos a muy corto alcance mediante UWB y radares basados en UWB.

Frecuencias extremadamente altas: EHF, (Extrematedly High Frequencies), se extienden de 30 a 300 GHz y no están todavía difundidas.

2.3 Hipersensibilidad

Los primeros casos de hipersensibilidad electromagnética (a menudo denominado como electro-hipersensibilidad o incluso EHS) fueron estudiados en la década de 1970 y todavía décadas después pocas personas son conscientes de este síndrome. Nosotros, los seres humanos, somos más que carne y sangre; también somos un sistema electromagnético de alta complejidad. Esto también significa que interactuamos con otras fuentes de energía y radiación electromagnética externa (EMR). Trate de apagar todos los dispositivos eléctricos en su casa y trabajo y reflexione sobre el grado de dependencia que ahora tenemos hacia estos dispositivos. Sin embargo, los científicos al estudiar las células vivas, desechan la existencia obligatoria de los campos magnéticos con los campos eléctricos, obviando que la Electricidad y el Magnetismo no pueden separarse, sino que son aspectos del fenómeno del electromagnetismo. Hasta tal punto es así, que experimentalmente se ha demostrado que el cáncer es causado por una elevada actividad electromagnética de las células. Incluso la memoria, es un fenómeno electromagnético normal en las células del cerebro y algunos aminoácidos tienen el potencial de alterar las constantes dieléctricas.

El hecho de que al cambiar los campos eléctricos se produzcan otros campos magnéticos, y cambiando los campos magnéticos se produzcan nuevos campos eléctricos, ha sido olvidado por los científicos que estudian las células vivas, que apenas si comprenden el carácter electromagnético de todas las células vivas -humanas, animales, plantas-. Sin embargo, nadie duda que las células del cerebro se comunican entre sí produciendo pequeñas señales eléctricas, llamadas impulsos.

El problema es que no se da importancia a lo perjudicial del EMR para la salud humana, quizá porque nadie podrá ganar dinero si demuestra que la tecnología nos hace un serio daño a la salud. Es el mismo problema que invertir dinero en demostrar que una determinada planta medicinal puede curar el cáncer. Puesto que no son patentables ¿quién puede estar interesado en esta costosa investigación?

Antes de examinar los síntomas comunes de la electro-hipersensibilidad, vale la pena señalar que por lo general hay un elemento detonante que pone en marcha una reacción general a otras fuentes de frecuencias electromagnéticas (EMF). En un experimento sobre este fenómeno, el desencadenante más común fue que la persona afectada estaba trabajando con un equipo nuevo -más específicamente un nuevo monitor de ordenador-. La gente tiende a sentarse más cerca de un monitor de ordenador de lo que nunca hace con los televisores caseros, quizá porque su menor tamaño no le causa recelo. La eliminación gradual de los tubos de rayos catódicos para ser sustituidos por pantallas LCD y de plasma fue un alivio. Hasta entonces y a pesar del peligro manifiesto de estas pantallas, nadie prescindió de ellas ni se detectaron científicamente enfermos afectados. El problema es que las nuevas pantallas emiten algo de radiación conocida, porque las desconocidas están por llegar aún. Sin embargo, al mismo tiempo estamos viendo una explosión de señales de impulsos de microondas CEM desde teléfonos móviles y diversos protocolos inalámbricos de Bluetooth a través de Wi-Fi y WiMax.

Encontrarse muy cerca de una estación base de telefonía móvil también puede ser un detonante y en una ciudad que es muy probable que suceda sin que lo sepa. ¿Les preocupa? Pues si viajan habitualmente en los medios públicos, metro y autobús, de cualquier ciudad, verán que casi el 50% de las personas están activando su teléfono móvil o tableta, sin olvidar que casi un 90% de los usuarios lo llevan habitualmente consigo y no precisamente apagado.

2.4 Prevalencia

Hay una muy amplia gama de estimaciones de la prevalencia de EHS en la población general. Un estudio de los centros de medicina del trabajo estima la prevalencia de EHS en unos pocos individuos por millón en la población. Sin embargo, una encuesta de grupos de autoayuda produjo estimaciones mucho más altas. Aproximadamente el 10% de los casos denunciados de EHS se consideran severos. La razón es que la mayoría de las personas afectadas no relacionan sus síntomas con la exposición a los campos magnéticos y los médicos que le asisten tampoco. Según los datos, **es el**

paciente quién detecta el origen de su enfermedad, no el médico que le asiste inicialmente.

También hay una considerable variabilidad geográfica en la prevalencia de EHS y en los síntomas reportados. La incidencia de EHS ha sido más alta en Suecia, Alemania y Dinamarca, que en el Reino Unido, Austria y Francia. Síntomas relacionados con VDU fueron más prevalentes en los países escandinavos, y fueron más comúnmente relacionados con trastornos de la piel que en el resto de Europa. Síntomas similares a los reportados por las personas con EHS son comunes en la población general. La conclusión es que debe existir una adecuada cultura técnica en los enfermos para que sospechen el origen de su mal.

Los gobiernos deben proporcionar adecuada información específica y equilibrada acerca de los peligros potenciales para la salud de los CEM a las personas con EHS, profesionales de la salud y los empleadores. La información deberá incluir una declaración clara de que hay una base científica –que existe actualmente- para una conexión entre EHS y la exposición a los CEM. La idea no es minimizar el daño que sufren las personas afectadas, sino hacerles ver que los servicios de salud oficiales están preocupados por ello y buscan emplear todos los recursos para eliminar el mal.

2.5 Energía electromagnética

La energía electromagnética consiste en ondas de campos eléctricos y magnéticos que se propagan a través del espacio, y se trasladan a la velocidad de luz. Al espacio dónde se encuentran estas ondas se le llama campo electromagnético. La fuente principal de energía electromagnética es el sol, pero las fuentes creadas por el hombre son responsables de grandes cantidades de radiación electromagnética (la llamada artificial) en nuestro medio ambiente. Los aparatos como los secadores de pelo, los hornos eléctricos, las luces fluorescentes, los hornos de microondas, los equipos de audio estéreos, los teléfonos móviles y las computadoras, producen campos electromagnéticos de diversa intensidad.

2.6 Medición

La energía electromagnética se mide en unidades de longitud de onda y frecuencia. La longitud de **onda** es la distancia en que la onda viaja o se traslada en un ciclo y se mide en metros. La frecuencia se mide por el número de ciclos u oscilaciones por segundo y la unidad de medida es el Hertzio (Hz). Un ciclo por segundo es igual a un Hertzio. Un kilo hertzio (kHz) son 1.000 Hz; un mega hertzio (MHz) son un millón de Hz; un giga hertzio son mil millones de Hz.

La **frecuencia** de una onda es inversamente proporcional a su longitud -en 50 Hz las longitudes de onda son de 6.000 Km, y en 100 MHz son de 3 metros-. Los campos electromagnéticos se representan según sus frecuencias ordenadas en lo que se conoce como el espectro electromagnético.

Para medir todo depende de si la fuente de energía está cerca o distante de la persona expuesta a la radiación. En situaciones dónde la persona está a varias longitudes de onda de una fuente de RF, se utiliza la **densidad** de la energía.

Esta se define como la proporción del flujo de energía a través de un área de superficie dada, y se mide en vatios por metro cuadrado. Cuando la persona está cerca de la fuente de RF, por ejemplo mientras utiliza un teléfono móvil sostenido por la cabeza, se utiliza la Tasa de Absorción Específica. Se define como la proporción de absorción de energía por unidad de masa y se mide en vatios por kilogramo (W/Kg). Se emplea para frecuencias entre 100 kHz y 100 GHz, es decir, radiación no ionizante, y en particular para teléfonos móviles.

2.7 Radiofrecuencia

Los campos de radiofrecuencia (RF) son parte del espectro electromagnético (EM). El espectro EM se divide en radiaciones ionizantes y no ionizantes de acuerdo con la forma en que la onda interactúa con el tejido biológico. El espectro no ionizante, normalmente tiene un rango de frecuencia de hasta 300 GHz, no afecta el tejido biológico e incluye la banda de frecuencia extremadamente baja (ELF), las ondas de radiodifusión, las microondas u ondas micrométricas en la banda de comunicación de radiofrecuencia y el espectro óptico que comprende la luz visible, como también la infrarroja. La parte de la radiofrecuencia (RF) del espectro se define normalmente entre los 30 kHz y los 300 GHz.

La radiación de la RF se utiliza principalmente en las telecomunicaciones.

Los teléfonos móviles hoy en día en el mercado, utilizan frecuencias en el rango de 800 MHz a 2GHz. Otros usos de la energía de la RF incluyen usos industriales y aplicaciones caseras como la soldadura por RF, los hornos de microonda y ciertos tratamientos médicos. La porción ionizante del espectro electromagnético, cuyos mecanismos de interacción además son diferentes, abarca la luz ultravioleta, los rayos gamma y los rayos X, de longitudes de ondas muy cortas, o sea frecuencias muy altas, y de gran intensidad que pueden afectar el tejido biológico y está demostrado que pueden producir efectos adversos a la salud. Es el caso por ejemplo del uso médico de los equipos de rayos X en sus más diversas aplicaciones, utilizados universalmente en hospitales y centros médicos. Los teléfonos móviles no operan en este espectro.

2.8 La OMS

OMS, a través de su Proyecto Internacional CEM, insiste en la identificación de las necesidades de investigación y la coordinación de un programa mundial de estudios de EMF, con el fin de permitir una mejor comprensión de los riesgos de salud asociados con la exposición a CEM.

Se hace especial hincapié en las posibles consecuencias para la salud de los campos electromagnéticos de bajo nivel, el rango de frecuencia de 0-300 GHz.

El informe de 2006 ofrece cierta tranquilidad, pues no encontró ninguna evidencia científica de que las señales de radiofrecuencia desde las torres de los teléfonos móviles causaran efectos adversos a la salud, aunque reconoce que "Los efectos biológicos producidos por las exposiciones a bajos niveles de la radiofrecuencia necesitan ser estudiados con más profundidad al igual que los efectos adversos conocidos para la salud en los más de 50 años que las estaciones de radio y televisión están operativas".

2.8.1 Otros estudios

Un estudio australiano encontró que los niños que viven cerca de la televisión y torres de transmisión de FM, que emiten radiación similar a las torres de telefonía, desarrollaron leucemia en una tasa tres veces superior a la de niños que viven a más de siete kilómetros de distancia.

Hasta la fecha, los estudios de la salud humana han examinado la relación entre la exposición a los campos de la radiofrecuencia y diferentes tipos de cáncer, problemas con la reproducción, anomalías congénitas, epilepsia, dolor de cabeza y suicidio. En conjunto, estos estudios no proporcionan una evidencia concluyente de efectos adversos para la salud producidos por la exposición a la radiofrecuencia. Sin embargo, dada las limitaciones de los estudios publicados actualmente en esta área, particularmente la dificultad para determinar la naturaleza precisa de la exposición a la radiofrecuencia que las personas han recibido realmente, se requiere investigar con más profundidad la exposición a campos de radiofrecuencia y la salud humana.

En 1996, la Comisión Internacional de Protección contra la Radiación No ionizante (ICNIRP) analizó los problemas de salud relacionados con el uso del teléfono móvil y los transmisores de base. El informe de la ICNIRP declaró que los resultados de los estudios epidemiológicos y de laboratorio correspondientes al cáncer no constituyen una base adecuada para limitar la exposición humana a los teléfonos móviles.

Un Panel de Especialistas de la Sociedad Real de Canadá declaró que "aunque algunas investigaciones han sugerido que los campos de la RF pueden dañar el ADN, la mayoría de los estudios realizados hasta la fecha en esta área han sido negativos.

Varios ensayos diferentes sobre la genotoxicidad no han producido una evidencia clara de que la radiación de la RF a niveles no termales sea genotóxica.

En cuanto a la **sensibilidad eléctrica**, la investigación clínica para verificar la naturaleza fisiológica de esta específica sensibilidad comenzó en la década de 1990. Una revisión de la investigación sobre la sensibilidad eléctrica se puede encontrar en la revista Science of the Total Environment, aunque allí hablaron sobre la hipersensibilidad electromagnética: Realidad o ficción de Stephen J. Genuis.

Si bien no hay consenso sobre los orígenes y mecanismos de la sensibilidad eléctrica, lo que está claro es que la exposición a un campo electromagnético (CEM) tiene un papel que desempeñar en la sensibilidad eléctrica y eso abarca a la exposición a los dispositivos inalámbricos y aparatos eléctricos, de fuentes tales como; teléfonos móviles, medidores inteligentes, torres de telefonía, Wi-Fi, teléfonos inalámbricos, líneas eléctricas, frecuencias intermedias y campos eléctricos de diferentes dispositivos electrónicos.

Hay mucha evidencia anecdótica y un creciente cuerpo de evidencia científica que demuestra esto, pero lo más importante es el testimonio de quienes han experimentado los efectos de los CEM de primera mano. ¿Cómo se puede saber si estamos inmersos en este problema de Sensibilidad Eléctrica? Poco consenso hay sobre ello, aunque es admitido que los Campos Electromagnéticos (CEM) de diferentes frecuencias producen interacciones muy diferentes con los tejidos, que fuertes campos de frecuencias extremadamente bajas (ELF) pueden estimular las células nerviosas y musculares, y que fuertes campos de RF pueden calentar los tejidos.

2.8.2 Límites

El Código de Seguridad de 1991 especifica los límites de exposición a la radiofrecuencia en frecuencias de 10 kHz - 300 GHz. El límite promedio para todo el cuerpo de la tasa de absorción específica de la población general es de 0.08 W/kg.

Vivir dentro de unos 500 metros de una antena de telefonía celular o torre, puede estar en riesgo de daños graves a su salud.

Aunque los efectos térmicos de los campos electromagnéticos sobre el cuerpo están bien establecidos, el diagnóstico sigue siendo un tema controvertido. Con la presencia cada vez mayor de dispositivos electrónicos y electromagnéticos y la creciente presencia de las conexiones Wi-Fi de Internet en la vida cotidiana, es de esperar que el síndrome crezca en importancia -y en controversia- en los años por venir.

2.8.3 Dudas

Las personas afectadas, informan que ellos responden a los campos electromagnéticos no ionizantes (o radiación electromagnética) a intensidades muy inferiores a los límites permitidos por las normas internacionales de seguridad radiológica. En contrapartida, algunos estudios han encontrado que los pacientes con hipersensibilidad electromagnética son incapaces de distinguir entre la exposición a campos electromagnéticos verdaderos y falsos, y quizá por ello el problema no está reconocido como una condición médica por la mayoría dentro de las comunidades médicas y científicas. **Se les acusa de estar sugestionados**, incluso en lugares en los cuales ni siquiera existe una fuente emisora de radiación.

Un estudio informal muy reciente, sin embargo, informó ampliamente que las plantas que crecen cerca de routers Wi-

Fi mostraron una reducción significativa de la salud y el vigor, con una reducción considerable número de plántulas de surgimiento saludable. Obviamente no se puede hablar de sugestión, en este caso. Los estudiantes de la Escuela Secundaria Hjallerup en Copenhague querían saber por qué dormir cerca de sus teléfonos móviles dio lugar a tener problemas para concentrarse en la escuela al día siguiente. El experimento fue diseñado para determinar si la energía electromagnética asociada con los teléfonos móviles y Wi-Fi podría interferir con el crecimiento y el funcionamiento de las células vivas. Los resultados fueron tan dramáticos que los experimentos se han repetido en laboratorios más sofisticados universitarios para confirmar sus resultados.

Algunos investigadores creen que una parte de la población sufre problemas de salud, con síntomas que incluyen fatiga, dolores de cabeza severos y problemas de la piel, debido a la exposición a los campos electromagnéticos. La Junta de Protección de Gran Bretaña Nacional Radiológica (NRPB) está llevando a cabo una revisión de los estudios científicos existentes en la "hipersensibilidad electromagnética" (EHS). El gobierno sueco, que ha reconocido el EHS como un impedimento físico desde el año 2000, calcula que el 3,1 por ciento de su población -200.000 personas- sufre de la condición.

El Dr. David Dowson, un ex médico general en Inglaterra, que ahora es un especialista en medicina complementaria basada en el baño, dijo que había visto a unos 10 pacientes que creía estar sufriendo de ERSS. "Creo que la enfermedad está aumentando en prevalencia, porque estamos viviendo en un ambiente más contaminado eléctricamente."

El Dr. Olle Johansson, profesor asociado de neurología en el Instituto Karolinska en Suecia, y uno de los mayores y más populares paladines de la necesidad de regular la contaminación electromagnética, ha estado estudiando ERSS durante 20 años y demostrando en sus experimentos que hay un aumento en el número de mastocitos cerca de la superficie de la piel cuando se exponen a campos electromagnéticos, una reacción similar a la que cuando se expone al material radiactivo.

Él declara: *"Si pones una radio cerca de una fuente de campos electromagnéticos tendrá una interferencia. El cerebro humano tiene un campo eléctrico por lo que si se ponen fuentes de CEM cercanas, no es de extrañar que se obtenga una interferencia, la interacción con los sistemas y los daños a las células y las moléculas".*

Y añade:

"La piel es la interface entre el cuerpo y el resto del universo. Ve exactamente lo que hay fuera y las radiaciones le afectan primeramente, llegando posteriormente al sistema inmunitario.

Las emisiones de microondas fragmentan al ADN y son genotóxicas. Esta fragmentación puede conducir a la destrucción de las células inmunitarias y, en este aspecto, los teléfonos móviles se comportan como cuchillos del ADN.

La discapacidad funcional se desarrolla simplemente cuando se está en presencia de un medio ambiente hostil.

Tenemos ahora 100 veces más radiación que hace 10 años, pero el teléfono móvil, por un efecto acumulativo, aporta un trillón de veces más radiación. Esto se debe a que no solamente nos afecta el aparato que llevamos con nosotros, sino los millones de personas que también lo llevan".

2.9 Ayurveda y ERSS

Esta medicina india ancestral también ha estudiado el Síndrome de Hipersensibilidad de Radiación Electromagnética (ERSS), como un término descriptivo para síntomas causados por la exposición a los campos electromagnéticos. Su interés está en el número creciente de estudios científicos que demuestran cómo la excesiva exposición a los CEM / EMR puede causar arritmias cardíacas, actividad celular corrupta, aumentar el riesgo de enfermedad de Alzheimer, leucemia infantil, alteraciones autoinmunes y otras enfermedades.

Las toxinas EMF no eran tan frecuentes hace 5.000 años, o en aldeas remotas de la India, pero fueron reconocidas. Los monzones traían meses de relámpagos, cuyas energías descargadas junto con la producción de cantidades masivas de ozono afectaban a la población con ansiedad, depresión, insomnio e irregularidades menstruales. Llamaron a las toxinas liberadas Indra Vajra Abhinjaya Visha, que significa el veneno de Thunderbolt de Indra.

Según sus conclusiones, la premisa básica que explica la toxicidad virulenta de EMR (radiación electromagnética) es así: el EMR se comporta como una toxina que afecta a la vibración de los *nadis*, los canales de distribución de *prana* o energía vital. Cuando estos canales energéticos o meridianos están dañados debido a la sobrecarga de EMR, el flujo de prana está desregulado: no puede alcanzar los tejidos y órganos específicos o se entrega en sobreabundancia. Muchas cosas pueden afectar los nadis -mala dieta, rutina inadecuada, el estrés- pero las toxinas EMR crean un efecto directo e inmediato, ya que, al igual que el prana que se llevó a cabo durante los nadis, son vibracionales en la naturaleza y pueden, por tanto, introducirse rápidamente en los canales por los que circula el prana. El cuerpo es muy sensible a las energías electromagnéticas, más en algunas personas que en otras, y esta forma tóxica de la energía está hoy presente en dosis bajas pero consistentes y generalizadas debido a la presencia de los ordenadores, teléfonos móviles y de hecho, todos los dispositivos eléctricos en el entorno.

Esta "contaminación vibracional" o la toxicidad que invade el nadi, perturba los *marmas* también. Las marmas son puntos vitales en la superficie del cuerpo y sólo dentro de sus orificios es donde se activa el flujo del prana. Una analogía puede ser trazada entre los puntos marma y los interruptores eléctricos, que regulan el flujo de electricidad y también sirven como puntos de entrega de la electricidad y, por extensión, del prana.

Los EMR perturban el equilibrio elemental del medio ambiente corporal al interferir con el soma, el equilibrio de los líquidos orgánicos y la estabilización de energía que posee cualidades opuestas (es decir, similar a la tierra).

Los órganos y sistemas relacionados con puntos marma específicos se ven afectados por EMR. La principal área afectada es la *nadi susuhmna*, la columna central que es colindante con la médula espinal, a través del cual estas energías corruptas entran en la médula espinal y se distribuyen de este modo a través del cuerpo físico.

La exposición a EMR por lo tanto puede contaminar los nadis, los canales de vibración que a su vez, pueden alterar los canales físicos y crear desequilibrios a través de toda la red celular de la fisiología. Los canales de vibración conectados a la nadi principal (susuhmna nadi) están vinculados a la médula espinal y a través del prana de la médula espinal se entrega a todos los órganos y sistemas del cuerpo. EMR entra en las hendiduras sinápticas (sandhi) y perturba los *agnis* (procesos digestivos o metabólicos) en diversas áreas de la anatomía y la fisiología de los procesos incluyendo:

El sistema celular (deha)

Estómago (agni Jathar)

Sistema hepático-biliar (bhutagnis)

El metabolismo (dhatu agnis)

El cerebro (agni medhya)

El área del pecho (sadhaka agni)

Los orificios de los tractos reproductivos y genitourinarios

La piel (bharjaka agni) y,

Los ojos (Alochaka pitta).

Cuando el cuerpo está expuesto a prana contaminado por EMR, es incapaz de producir *ojas* (una manifestación del soma), ya que su precursor está perturbado (la materia prima para ojas), no está organizado de manera coherente; en otras palabras, es incapaz de ejecutar con normalidad sus funciones de manera eficiente.

La Hipersensibilidad electromagnética (EHS), se produce cuando la cantidad de radiación EMF sobrepasa la capacidad del cuerpo para hacer frente a ella. Todo el mundo tiene una tasa de radiación de por vida y el cuerpo sólo puede tolerar esa cantidad de radiación electromagnética. Una vez que la tasa está llena, debido a muchos pequeños depósitos de exposición a los CEM o incluso un depósito muy grande, cualquier exposición se puede sentir físicamente y causar enfermedades, tales como la fibromialgia, cáncer, esclerosis múltiple, fatiga crónica y autoinmunes. El "Nivel CEM" es el nivel especificado de perturbación a partir del cual hay una probabilidad de no ser superado, ahora estimado en un 5%. Se establecen dos niveles: Límite de emisión (cuando hay varias emisiones simultáneas) y Límite de inmunidad (para evitar perturbaciones) por mal funcionamiento.

El problema es que **el cuerpo humano no fue diseñado para prosperar en la constante presencia de campos eléctricos**, inalámbricos o radiaciones ionizantes entre las cuales nos movemos hoy. Quizá el Creador pensó en la naturaleza, pero no en la tecnología.

CAPÍTULO 3
Fuentes perjudiciales

El **electrosmog** o radiación electromagnética se puede clasificar como radiaciones ionizantes y no ionizantes, en función de si es capaz de proveer átomos ionizantes y romper enlaces químicos.

Las frecuencias ultravioletas, rayos X o rayos gamma son ionizantes.

La radiación no ionizante, se asocia con dos grandes riesgos potenciales: eléctricos y biológicos, aunque no tiene la suficiente energía para alterar la materia, al menos de un modo rápidamente constatable. Actualmente, en nuestro trabajo y fuera de él, vivimos rodeados por esta niebla eléctrica, que no vemos.

La longitud de onda y la frecuencia determinan otra característica importante de los campos electromagnéticos. Las ondas electromagnéticas son transportadas por partículas llamadas cuantos de luz. Los cuantos de luz de ondas con frecuencias más altas (longitudes de onda más cortas) transportan más energía que los de las ondas de menor frecuencia (longitudes de onda más largas). Algunas ondas electromagnéticas transportan tanta energía por cuanto de luz que son capaces de romper los enlaces entre las moléculas. De las radiaciones que componen el espectro electromagnético, los rayos gamma que emiten los materiales radioactivos, los rayos cósmicos y los rayos X tienen esta capacidad y se conocen como «radiación ionizante». Las radiaciones compuestas por cuantos de luz sin energía suficiente para romper los enlaces moleculares se conocen como "radiación no ionizante". Las fuentes de campos electromagnéticos generadas por el hombre que constituyen una parte fundamental de las sociedades industriales (la electricidad, las microondas y los campos de radiofrecuencia), están en el extremo del espectro electromagnético correspondiente a longitudes de onda relativamente largas y frecuencias bajas, y sus cuantos no son capaces de romper enlaces químicos.

Los campos eléctricos de frecuencia baja influyen en el organismo, como en cualquier otro material formado por partículas cargadas. Cuando los campos eléctricos actúan sobre materiales conductores (hierro, cobre, plata, etc., suelen ser los materiales más utilizados), afectan a la distribución de las cargas eléctricas en la superficie. Provocan una corriente que atraviesa el organismo hasta el suelo, mientras que los campos magnéticos de frecuencia baja inducen corrientes circulantes en el organismo. La intensidad de estas corrientes depende de la intensidad del campo magnético exterior. Si es suficientemente intenso, las corrientes podrían estimular los nervios y músculos o afectar a otros procesos biológicos.

La electricidad sucia (polución electromagnética) proviene de cinco fuentes principales de radiación no ionizante: campos eléctricos (alternos), campos magnéticos (alternos), radiación RF (radiofrecuencia), campos eléctricos (estáticos) y campos magnéticos (estáticos).

Los niveles típicos de exposición en el ámbito laboral van de los 10 a los 50 V/m. A menos de 30 cm. de un cable, el nivel de exposición puede situarse en el rango de los 50-100 V/m, especialmente si carece de toma de tierra (clavija bipolar). Cuando se usa un ordenador portátil conectado a la red (especialmente si no tiene toma de tierra) la exposición del usuario al campo eléctrico puede llegar a varios cientos de voltios por metro; y en las manos el campo eléctrico puede ser de hasta 2.000 V/m. Cables, monitores, lámparas, líneas de distribución de fluido eléctrico, son algunas fuentes de exposición.

La radiofrecuencia incluye ondas de radio y microondas, así como todos los dispositivos inalámbricos (wireless) en el rango de frecuencias comprendido entre 3 kHz y 300 GHz. En estas frecuencias, los electrones libres de las antenas oscilan muy rápidamente (desde 3.000 hasta 300 millones de veces por segundo) y pequeñas porciones de energía o fotones liberados transportan la energía de radiofrecuencia por el espacio, de casa en casa.

La magnitud de la radiofrecuencia se mide en microwatios por metro cuadrado ($\mu W/m2$). Allí donde una antena de RF (móvil, estación base, dispositivo inalámbrico, punto de acceso a la red) transmite una señal, se produce exposición a su radiación. En entornos de oficina, ésta se encuentra en unos valores entre 10 y 50 μW/m2. Sin embargo, la exposición en exteriores puede oscilar entre los 50 y los 500 μW/m2. Con una antena de telefonía móvil cerca, los niveles de exposición se sitúan entre varios miles y una decena de miles de microwatios por metro cuadrado.

Los entornos laborales que disponen de redes de área local inalámbricas (Wireless LAN o Wi-Fi), los niveles de radiación RF medioambiental pueden situarse entre los 100 y los 2.500 μW/m2. Pero, en la proximidad de un punto de acceso o donde haya un ordenador en red, la radiación RF puede ser muy superior, de un término medio de 4.000 μW/m2, **que puede llegar a multiplicarse por 10**.

Otras fuentes de radiación por RF son los dispositivos inalámbricos empleados para la entrada de datos, como los teclados y los ratones, cuya radiación a 10 cm de distancia alcanza valores de unos 6.000 μW/m2; aunque la radiación que reciben las manos y los dedos puede situarse en magnitudes que van de los 10.000 a los 90.000 μW/m2.

Más preocupante es el tema de los teléfonos inalámbricos de interior con tecnología DECT (Digital Enhanced Cordless Telecomunication) con 2,4 / 5,8 GHz, que irradian las 24 horas del día. Allí donde descansa el soporte del teléfono inalámbrico, la exposición permanente a la radiación RF puede variar entre los 20.000 μW/m2 a 1 metro de distancia y los 350.000 μW/m2 a 20 cm de distancia. Por supuesto, al sujetar el aparato contra la oreja durante una llamada, la radiación RF será mucho mayor. En el caso de los teléfonos móviles, la exposición en el área de la cabeza puede superar fácilmente el millón (1M) de microwatios por metro cuadrado.

3.1 Campos eléctricos y magnéticos estáticos

La aplicación de tecnologías que utilizan campos estáticos es cada vez más frecuente en determinadas actividades, como la utilización de imágenes por resonancia magnética (IRM) en la medicina, los sistemas de transporte que utilizan corriente continua o campos magnéticos estáticos, y la investigación sobre física de las altas energías. Cuanto mayor es la intensidad del campo estático, es más probable que se produzca una variedad de interacciones con el cuerpo.

En el marco del Proyecto Internacional CEM de la Organización Mundial de la Salud, se han examinado recientemente las repercusiones sanitarias de la exposición a campos estáticos intensos y se ha destacado la importancia de proteger la salud del personal médico y de los pacientes (en particular, los niños y las mujeres embarazadas), así como de los trabajadores de industrias que producen magnetos con campos de alta intensidad.

3.2 Teléfonos móviles

Un teléfono móvil es una radio bidireccional. Tiene un receptor y un transmisor. Cuando un usuario hace una llamada, el sonido de la voz se convierte en energía de radiofrecuencia y se transmite a la estación de base más cercana. Por lo tanto, un teléfono móvil expone al usuario a pequeñas cantidades de energía de radiofrecuencia debido a la corta distancia entre el teléfono y la cabeza.

Los teléfonos inalámbricos también se llaman teléfonos móviles porque son portátiles y no utilizan alambres y cables como los teléfonos convencionales. Sin embargo, son diferentes a aquellos que tienen una unidad de base conectada al sistema de instalación eléctrica del teléfono. Éstos operan a niveles muy bajos de energía, a excepción de los inalámbricos.

Los sistemas más antiguos utilizaban medios análogos de transferencia de información, aunque han sido reemplazados gradualmente por sistemas en que la información se transfiere digitalmente. Este método se utiliza en los teléfonos GSM (Sistema Global para las Comunicaciones Móviles), empleada ahora en muchas partes del mundo. Por ejemplo también se usa en los teléfonos móviles PCS (Servicios de Comunicaciones Personales).

La energía máxima que se permite transmitir a los teléfonos GSM de acuerdo a las normas vigentes es de 2W (900 MHz) y 1W (1800 MHz). Sin embargo, la energía promedio transmitida por un teléfono no es nunca más de un octavo de estos valores máximos (0.25 W y 0.125 W respectivamente).

En 2016, la OMS realizará una evaluación formal de los riesgos a partir de todos los resultados de salud estudiados en relación con campos de radiofrecuencias. Mientras tanto, el Centro Internacional de Investigaciones sobre el Cáncer ha clasificado los campos electromagnéticos producidos por los teléfonos móviles como posiblemente carcinógenos para los seres humanos.

Los móviles se comunican entre sí emitiendo ondas de radio a través de una red de antenas fijas denominadas "estaciones base". Las ondas de radiofrecuencia son campos electromagnéticos pero, a diferencia de las radiaciones ionizantes, como los rayos X o gamma, no pueden escindir los enlaces químicos ni causar ionización en el cuerpo humano.

3.3 Teléfonos inalámbricos

Los teléfonos inalámbricos operan a distancias cortas entre la toma de corriente del teléfono y el auricular inalámbrico. La energía promedio emitida es de aproximadamente 0.01 W.

Daños

La mayoría de los informes han concluido que no hay ninguna evidencia de que los teléfonos móviles tengan efecto adverso.

Sin embargo, también concluyen que **la radiación de RF en el rango del teléfono móvil puede producir efectos biológicos**, y que se necesita investigar más al respecto.

Es importante distinguir la diferencia entre los efectos biológicos y los efectos adversos debido a la exposición a los campos electromagnéticos. Los efectos biológicos son cambios perceptibles que ocurren en un organismo, tejido o célula. Pueden o no ser dañinos al organismo. Incluso pueden ser ventajosos, como en el caso de la luz solar que actúa sobre las células de la piel para producir vitamina D. **Los efectos adversos son dañinos o perjudiciales para un organismo y ocurren cuando el organismo es incapaz de compensar los efectos biológicos.**

La relación entre los teléfonos móviles y el cáncer del cerebro o la enfermedad de Alzhéimer, sigue siendo motivo de controversia. Algunos estudios mostraron que no hay ninguna asociación entre los teléfonos móviles y el cáncer del cerebro. Otros en el 2000, mostraron un ligero aumento del riesgo de tumor en el mismo lado en que se usó el teléfono, pero las cifras son pequeñas y no fue apoyado en los estudios de Inskip y Muscat. Otro estudio del 2002 que llevó a 2 trabajos en el 2002 y 2 más en el 2003, mostró resultados similares.

No había ningún riesgo de tumores malignos, pero sí un aumento del riesgo de tumores benignos. Este último hallazgo fue debido al aumento del riesgo del neuroma acústico.

El neuroma acústico es un tumor del nervio auditivo, y se conoce también como neurolenoma acústico o vestibular. Es un tumor benigno y tiene un crecimiento lento. Su incidencia está en el rango de 1 - 20 por millones de habitantes en un año. Se manifiesta por pérdida de la audición, vértigo, y tinnitus (zumbido en los oídos).

Algunas investigaciones sugieren que la radiación de RF en el rango del teléfono móvil puede tener efectos sutiles en los patrones de ondas del cerebro como se ve en los electroencefalogramas (EEGs), en el sueño, y en la función cognitiva. Los resultados, sin embargo, no han sido consistentes y los efectos de los teléfonos celulares en la función del cerebro, continúan siendo un área que requiere de investigación.

La lista de supuestos resultados de salud asociados con el uso de teléfonos móviles incluye dolores de cabeza, pérdida de memoria, fatiga, y otros síntomas subjetivos.

En los estudios de investigación oficiales no hay ninguna evidencia de que los niños corran algún riesgo en particular de efectos dañinos como resultado del uso de un teléfono móvil, pero hay puntos de vista diferentes sobre si los niños absorben o no más radiación que los adultos al usar un teléfono móvil.

3.4 Antenas de telefonía

La estación base –antenas de telefonía- de un teléfono móvil recibe y transmite las señales de radio en su área. Esta área se llama célula -es por esto que a veces se llama a los teléfonos móviles, teléfonos celulares-. Cuando el usuario se mueve, la señal de radio puede cambiar de una célula a otra, para mantener una buena conexión. La llamada se conecta con la red telefónica local y viaja por las líneas del teléfono, utilizando una antena de base terrestre o, cuando la llamada va a otro teléfono móvil, por señales de radio. Las estaciones base necesitan estar elevadas, por eso a menudo se colocan en torres o azoteas. La antena puede ser como un poste o como un rectángulo.

La potencia de salida se mide en vatios, y es aproximadamente 1.000 veces menor que la que produce un transmisor de televisión. La potencia máxima que irradia la antena en la parte más alta está en el rango de los 60 vatios y la densidad de energía (la fuerza) disminuye rápidamente con la distancia. Las estaciones base han limitado los rayos de radiación que se intersecan con la tierra a una distancia considerable de la torre de la antena, normalmente entre los 50 y los 200 metros de la base. Fuera de este pequeño rango no hay ninguna radiación.

La potencia de salida total de una estación de base típica depende del tipo de antena, del número de canales que operan en un tiempo dado y su máxima potencia, así como de la antena que da la dirección de las señales y la fuerza. **La potencia es menor cuando la estación base está cerca del usuario.** Por esta razón, las estaciones se colocan más cerca, para hacer más simple la comunicación confiable entre el teléfono y la estación de base, pero **menor potencia no quiere decir menos peligro.**

Aunque se asegura que las estaciones base de telefonía móvil pueden considerarse como relativamente bajas en emisiones, estas antenas producen radiaciones que exponen a las personas cercanas a radiaciones electromagnéticas. Los niveles de exposición son generalmente bajos, ya que el sistema de comunicación realizado desde el teléfono y la estación base móvil se considera de baja potencia. El consenso de la comunidad científica es que el poder de éstas estaciones base es demasiado bajo para producir riesgos para la salud, siempre y cuando el público se mantenga lejos del acceso directo a las antenas. También es importante diferenciar entre las antenas que producen la radiación de RF y las torres o mástiles, que son las estructuras que soportan las antenas.

La preocupación por los efectos en la salud humana es más para los teléfonos móviles de mano que para las estaciones base. Esta preocupación se debe a que las antenas de telefonía móvil entregan gran parte de su energía de RF a volúmenes muy pequeños.

Los grupos de expertos independientes de todo el mundo han declarado que no hay ningún riesgo para el público en general proveniente de las estaciones base. Por ejemplo, la Organización Mundial de la Salud declaró: "Ninguno de los trabajos recientes ha concluido que la exposición a los campos de radiofrecuencia de los teléfonos móviles o sus estaciones base provoquen reacciones adversas para la salud".

Un panel de especialistas de la Sociedad Real de Canadá dijo que: "Al parecer la exposición del público a campos de radiofrecuencia emitidos por los transmisores de las estaciones base de la telecomunicación inalámbrica, es de una intensidad lo suficientemente baja como para no provocar efectos biológicos o adversos para la salud".

El Grupo de Especialistas Independientes en Teléfonos Móviles en el Reino Unido dijo: "No hay ningún riesgo en general para la salud de las personas que viven cerca de las estaciones base donde las exposiciones son sólo pequeñas fracciones de las pautas establecidas."

Sin embargo…

Las tasas de cáncer se triplicaron más entre las personas que viven a menos de 400 metros de las torres de antenas de telefonía. Aquellas personas que están dentro de los 100 metros están expuestas a la radiación en un nivel superior a los normales. Un estudio halló que el riesgo de cáncer en Israel se cuadruplicó entre las personas que viven a menos de

350 metros (1.148 pies) de un transmisor y siete de cada ocho víctimas de cáncer eran mujeres. Ambos estudios se centraron sólo en las personas que habían vivido en la misma dirección durante muchos años.

3.5 Líneas de alta tensión

Las frecuencias extremadamente bajas (ELF) abarcan las frecuencias de 0 a 300 Hz, e incluyen las que se originan en los cables de distribución de energía eléctrica en 50/60 Hz. También se originan en la instalación eléctrica común en los edificios y en todos los aparatos eléctricos domésticos.

Las radiofrecuencias (RF) están en el rango de los 30 kHz a 300 GHz, mientras los teléfonos móviles operan en un rango aproximado de 800 MHz a 2GHz, o sea a frecuencias mucho más altas.

3.6 Campos magnéticos

Los campos eléctricos y magnéticos son generados por fenómenos como el campo magnético terrestre y las tormentas eléctricas, o por el uso de la electricidad. Cuando esos campos no varían con el tiempo se dice que son estáticos y tienen una frecuencia de 0 Hz.

En la atmósfera, los campos eléctricos estáticos (también denominados campos electroestáticos), se producen de forma natural con tiempo despejado, pero sobre todo en presencia de nubes de tormenta. La fricción también puede separar las cargas positivas y negativas y generar campos electroestáticos de alta intensidad.

En el organismo se producen corrientes eléctricas minúsculas debidas a las reacciones químicas de las funciones corporales normales, incluso en ausencia de campos eléctricos externos. Por ejemplo, los nervios emiten señales mediante la transmisión de impulsos eléctricos. En la mayoría de las reacciones bioquímicas, desde la digestión a las actividades cerebrales, se produce una reorganización de partículas cargadas. Incluso el corazón presenta actividad eléctrica, que los médicos pueden detectar mediante los electrocardiogramas.

La intensidad de un campo se mide en voltios por metro (V/m) o en kilovoltios por metro (kV/m). En la vida cotidiana podemos recibir descargas de chispas con objetos conectados a tierra o se nos puede erizar el cabello como resultado de la fricción, por ejemplo si caminamos sobre una alfombra. Otra fuente de campos electroestáticos es el uso de electricidad de corriente continua, por ejemplo, los sistemas ferroviarios que utilizan corriente continua y las pantallas de televisores y ordenadores con tubos de rayos catódicos.

Los campos magnéticos tienen su origen en las corrientes eléctricas: una corriente más fuerte resulta en un campo más fuerte. Un campo eléctrico existe aunque no haya corriente. Cuando hay corriente, la magnitud del campo magnético cambiará con el consumo de poder, pero la fuerza del campo eléctrico quedará igual.

El campo magnético terrestre provoca la orientación de las agujas de los compases en dirección Norte-Sur y los pájaros y los peces lo utilizan para orientarse.

Un campo magnético estático se mide en amperios por metro (A/m), pero suele expresarse en términos de la inducción magnética correspondiente, que se mide en teslas (T) o militeslas (mT). En la superficie de la Tierra, el campo geomagnético natural varía entre 0,035 y 0,07 mT; algunos animales son sensibles a él y lo utilizan para orientase. Los campos magnéticos estáticos antropogénicos se producen por la utilización de corriente continua, por ejemplo, en los trenes eléctricos o en procesos industriales como la producción de aluminio o la soldadura de gas. Estos campos pueden tener intensidades más de 1.000 veces superiores a la del campo magnético natural de la Tierra.

La exposición a campos electromagnéticos no es un fenómeno nuevo. Sin embargo, en el siglo XX la exposición ambiental ha aumentado de forma continua conforme la creciente demanda de electricidad, el constante avance de las tecnologías y los cambios en los hábitos sociales. Todo ello ha generado más y más fuentes artificiales de campos electromagnéticos.

Las recientes innovaciones tecnológicas han conducido al uso de campos magnéticos cuya intensidad es hasta

100.000 veces superior a la del campo magnético de la Tierra. Esos campos se utilizan en la investigación y en aplicaciones médicas, como la IRM (imagen por resonancia magnética) que produce imágenes tridimensionales del cerebro y otros tejidos blandos. En los sistemas clínicos que se utilizan habitualmente, los pacientes y los técnicos pueden estar expuestos a campos magnéticos cuya intensidad varía entre 0,2 T y 3 T. En las aplicaciones de investigaciones médicas se utilizan campos magnéticos de mayor intensidad (hasta 10 T, aproximadamente) para el barrido corporal total del paciente.

3.7 Radiofrecuencia

Hoy en día la telefonía móvil es algo corriente en todo el mundo y se basa en una amplia red de antenas fijas o estaciones base que transmite información mediante señales de radiofrecuencia (RF). Hay más de 1,4 millones de estaciones base en todo el mundo, y la cifra está aumentando de forma considerable con la aparición de las tecnologías de tercera generación.

Hay otras redes inalámbricas que permiten obtener servicios y acceso a Internet de alta velocidad, como las redes de área local inalámbricas (WLAN), cuya presencia también es cada vez más frecuente en los hogares, las oficinas y muchos lugares públicos (aeropuertos, escuelas y zonas residenciales y urbanas).

A medida que crece el número de estaciones base y de redes locales inalámbricas, aumenta también la exposición de la población a radiofrecuencias.

Según estudios recientes, la exposición a RF de estaciones base oscila entre el 0,002% y el 2% de los niveles establecidos en las directrices internacionales sobre los límites de exposición, en función de una serie de factores, como la proximidad de las antenas y su entorno. Esos valores son inferiores o comparables a la exposición a las RF de los transmisores de radio o de televisión.

Las posibles consecuencias para la salud de la exposición a campos de RF producidos por las tecnologías inalámbricas han causado preocupación. En la presente nota descriptiva se examinan las pruebas científicas disponibles sobre los efectos en la salud humana de una exposición continua de bajo nivel a estaciones de base y otras redes locales inalámbricas.

3.8 Preocupaciones sanitarias

Un motivo de inquietud común en relación con las antenas de las estaciones base y de las redes locales inalámbricas es el relativo a los efectos a largo plazo que podría tener en la salud la exposición de todo el cuerpo a señales de RF. Hasta la fecha, el único efecto de los campos de RF en la salud que se ha señalado en los estudios científicos se refería al aumento de la temperatura corporal ($> 1°$ C) por la exposición a una intensidad de campo muy elevada que sólo se produce en determinadas instalaciones industriales, como los calentadores de RF.

La potencia de los campos de RF alcanza su grado máximo en el origen y disminuye rápidamente con la distancia. El acceso a lugares cercanos a las antenas de las estaciones de base se restringe cuando las señales de RF pueden sobrepasar los límites de exposición internacionales. Una serie de estudios recientes ha puesto de manifiesto que la exposición a RF de las estaciones de base y tecnologías inalámbricas en lugares de acceso público (incluidos hospitales y escuelas), suele ser miles de veces inferior a los límites establecidos por las normas internacionales.

De hecho, debido a su menor frecuencia, a niveles similares de exposición a RF, el cuerpo absorbe hasta cinco veces más señal a partir de la radio de FM y la televisión que de las estaciones de base. Ello se debe a que las frecuencias utilizadas en las emisiones de radio de FM (unos 100 MHz) y de televisión (entre 300 y 400 MHz), son inferiores a las empleadas en la telefonía móvil (900 y 1800 MHz), y a que la estatura de las personas convierte el cuerpo en una eficaz antena receptora. Además, las estaciones de emisión de radio y televisión funcionan desde hace por lo menos 50 años, sin que se haya observado ningún efecto perjudicial para la salud.

Aunque la mayoría de las tecnologías de radio utilizaban señales analógicas, las telecomunicaciones inalámbricas modernas usan señales digitales. Los detallados estudios realizados hasta el momento no han revelado ningún peligro específico derivado de las diferentes modulaciones de RF.

Los efectos biológicos son respuestas que se pueden medir en un estímulo o cambio en el medio y se cree que aunque hay cambios biológicos, la salud no se resiente pues el organismo dispone de mecanismos complejos que le permiten ajustarse a las numerosas y variadas influencias del medio en el que vivimos

Sin embargo…

El cambio continuo forma parte de nuestra vida normal, pero, desde luego, el organismo no posee mecanismos adecuados para compensar todos los efectos biológicos. Los cambios irreversibles y que fuerzan el sistema durante períodos largos pueden suponer un peligro para la salud.

Además, **el ser humano no ha sido diseñado para responder ante los avances de la tecnología.**

El problema quizá es que no se ha tenido en cuenta la susceptibilidad personal, eso que se denomina como hipersensibilidad al electromagnetismo. Sería el equivalente a una gran epidemia de gripe que es capaz de matar a miles de personas, pero no dejan huella en otras muchas.

Si pensamos en el aforismo médico "no hay dosis de veneno letal, sino sensibilidad a ese veneno", podremos entender que ahora existan miles, quizá millones de personas, que estén seriamente afectadas y preocupadas por las emisiones.

Un ejemplo:

Cáncer: las noticias publicadas por los medios informativos sobre conglomerados de casos de cáncer en torno a estaciones base de telefonía móvil han puesto en alerta a la opinión pública. Cabe señalar que, desde el punto de vista geográfico, el cáncer se distribuye de forma irregular en cualquier población.

Dada la presencia generalizada de estaciones base en el entorno, pueden producirse conglomerados de casos de cáncer cerca de estaciones simplemente por casualidad.

Además, los casos de cáncer notificados en esos conglomerados suelen ser de distinto tipo, sin características comunes, por lo que no es probable que se deban a una misma causa. Para rebatir esta opinión, deberíamos recordar que en la física cuántica no existe la *casualidad*, sino solamente la *causalidad*.

Se pueden obtener pruebas científicas sobre la distribución de los casos de cáncer entre la población mediante estudios epidemiológicos bien planificados y ejecutados.

En los últimos 15 años, se han publicado estudios en los que se examinaba la posible relación entre los transmisores de RF y el cáncer.

Otros efectos

Se han realizado pocos estudios sobre los efectos generales en la salud humana de la exposición a campos de RF de las estaciones base. Ello se debe a la dificultad para distinguir los posibles efectos en la salud de las señales muy bajas que emiten las estaciones de base de otras señales de RF de mayor potencia existentes en el entorno. La mayoría de los estudios se han centrado en la exposición a RF de los usuarios de teléfonos móviles. Los estudios con seres humanos y animales en los que se han examinado las ondas cerebrales, las funciones intelectuales y el comportamiento tras la exposición a campos de RF, como los generados por los teléfonos móviles, no han detectado efectos adversos significativos directamente relacionados. El nivel de exposición a RF utilizado en esos estudios era unas 1.000 veces superior al de exposición del público en general a RF de estaciones de base o de redes inalámbricas. No obstante, es probable que las personas objeto de estudio no hayan tenido la **predisposición mórbida** necesaria para manifestar síntomas. Esto nos llevaría a una cuestión apenas contemplada: **debe existir un estado de salud receptivo adecuado para manifestar la intolerancia a las radiaciones electromagnéticas**.

Por poner un símil: el virus de la gripe afecta a unas personas y a otras no.

Aunque en una nota descriptiva recientemente publicada por la OMS sobre la «hipersensibilidad electromagnética», no se ha demostrado que los campos electromagnéticos provoquen esos síntomas, es importante tener en cuenta también la difícil situación de las personas que sufren esos síntomas o que **los métodos de diagnóstico actuales no sirven para evaluar estos daños y su origen.**

CAPÍTULO 4
Transmisores

4.1 WiFi

Respecto a las **Wifi**, para los enlaces a media y larga distancia la señal se difumina en una superficie cada vez mayor a medida que avanza, mientras que la señal por unidad de área disminuye según el cuadrado de la distancia, o lo que es lo mismo, la señal disminuye cuadráticamente con la distancia, al igual que ocurre con una bombilla (antena omnidireccional) o linterna (antena direccional); cuanto más lejos estamos, menos luz recibimos.

Existen diversos tipos de Wi-Fi, basado cada uno de ellos en un estándar IEEE 802.11 aprobado. Son los siguientes:

Los estándares IEEE 802.11b, IEEE 802.11g e IEEE 802.11n disfrutan de una aceptación internacional debido a que la banda de 2.4 GHz está disponible casi universalmente, con una velocidad de hasta 11 Mbps, 54 Mbps y 300 Mbps, respectivamente.

En la actualidad ya se maneja también el estándar IEEE 802.11a, conocido como WIFI 5, que opera en la banda de 5 GHz y que disfruta de una operatividad con canales relativamente limpios. La banda de 5 GHz ha sido recientemente habilitada y, además, no existen otras tecnologías (Bluetooth, microondas, ZigBee, WUSB) que la estén utilizando, por lo tanto existen muy pocas interferencias. Su alcance es algo menor que el de los estándares que trabajan a 2.4 GHz (aproximadamente un 10%), debido a que la frecuencia es mayor (a mayor frecuencia, menor alcance).

Hay un primer borrador del estándar IEEE 802.11n que trabaja a 2.4 GHz y a una velocidad de 108 Mbps. Sin embargo, el estándar 802.11g es capaz de alcanzar ya transferencias a 108 Mbps, gracias a diversas técnicas de aceleramiento. Actualmente existen ciertos dispositivos que permiten utilizar esta tecnología, denominados Pre-N.

Existen otras tecnologías inalámbricas como Bluetooth que también funcionan a una frecuencia de 2.4 GHz, por lo que puede presentar interferencias con Wi-Fi. Debido a esto, en la versión 1.2 del estándar Bluetooth, por ejemplo, se actualizó su especificación para que no existieran interferencias con la utilización simultánea de ambas tecnologías; además se necesita tener 40.000 k de velocidad.

4.2 Bluetooth

La cantidad de energía de radiofrecuencia absorbida por el cuerpo es entre 12 y 34 veces más baja que la emitida por un teléfono móvil.

4.3 Fibra óptica

La fibra óptica que se emplea en las redes de telecomunicaciones suele estar fabricada con materiales derivados del silicio o con materiales plásticos, y frecuentemente recubierta por diferentes materiales que le proporcionan cierta protección mecánica.

En su interior alberga señales en el rango de la luz infrarroja, por lo que no emite ningún tipo de radiación electromagnética. El equipamiento electrónico que procesa las señales en un nodo de una red de fibra óptica no está diseñado necesariamente para transmitir señales mediante ondas de radio y su funcionalidad suele estar relacionada con la detección o amplificación de señales ópticas o eléctricas, con el procesado digital de las señales detectadas, con la conmutación de tramas, o con la transmisión de señales ópticas o eléctricas. De emitir algún tipo de radiación sería el propio de cualquier sistema electrónico que trabaje con señales digitales en redes cableadas, pero muy inferior al nivel de radiación producido por sistemas de comunicación por radio, como un punto de acceso de una red inalámbrica o un teléfono móvil.

4.4 Ondas de radio

Las ondas de radio tienen longitudes de onda más largas y variables que las del espectro electromagnético, llevando igualmente las señales de la televisión y los teléfonos móviles. Las antenas del televisor reciben la señal en forma de ondas electromagnéticas, que se emite desde la estación de televisión.

Las compañías de cable tienen antenas o platos que reciben las ondas que transmiten desde sus estaciones locales de televisión. La señal se envía a través de un cable.

Los teléfonos móviles también utilizan ondas de radio para transmitir información, aunque el tamaño de sus antenas es menor que las de televisión y las radio FM.

Esto se debe a que utilizan tecnología fractal, una estructura formada por componentes infinitos que permite que aunque nos alejemos o nos acerquemos del objeto en cualquier magnitud, siempre veamos la misma estructura.

4.5 Radiotelescopios

Los objetos en el espacio, como los planetas y cometas, nubes gigantes de gas y polvo, y las estrellas y las galaxias, emiten luz en diferentes longitudes de onda. Debido a que las ondas de radio son más grandes que las ondas ópticas, los radiotelescopios funcionan de manera diferente que los telescopios ópticos pues reflejan las ondas de radio a un punto de enfoque. Muchos objetos astronómicos emiten ondas de radio.

4.6 Teléfonos móviles o celulares

Los teléfonos celulares también utilizan ondas de radio para transmitir información y estas ondas son mucho más pequeñas que la televisión y las ondas de radio FM.

Niveles de radiofrecuencias

Los teléfonos móviles son transmisores de radiofrecuencias de baja potencia, pues funcionan en un intervalo de frecuencias de entre 450 y 2700 MHz y tienen un pico de potencia que va de 0,1 a 2 vatios. El aparato sólo transmite energía cuando está encendido. La potencia (y por lo tanto la exposición del usuario a las radiofrecuencias) desciende rápidamente al aumentar la distancia con el dispositivo, siendo esta la razón por la cual se recomienda la tecnología Bluetooth para minimizar los riesgos. Llevarlo a la oreja, una y otra vez supone, indudablemente, un alto factor de riesgo.

Un dato muy significativo, es que el nivel de radiofrecuencia aumenta en proporción inversa a la receptibilidad, esto es, cuando hay buena recepción disminuye el nivel de exposición.

También es significativo que se prohíba el uso del teléfono móvil en hospitales y a bordo de los aviones, pues las señales de radiofrecuencia pueden interferir con ciertos aparatos médicos electrónicos y con los sistemas de de navegación aérea. Y si ello es posible, nuestro organismo no es ajeno a esta misma interferencia.

Con la frecuencia de su uso, aumentado por **el uso masivo de aplicaciones como Whatsapp**, las consecuencias a medio y largo plazo empiezan a ser imprevisibles. Puesto que **la energía radioeléctrica ocasiona en el cuerpo humano calentamiento de los tejidos**, ya que la mayor parte de la energía es absorbida por la piel y otros tejidos superficiales, no es descabellado pensar que ese mismo aumento de la temperatura llegue al cerebro.

Algunos estudios confirman **cambios en la actividad eléctrica cerebral, la función cognitiva, el sueño, el ritmo cardíaco y la presión arterial.**

Efectos a largo plazo

Ahora se trata de encontrar un nexo entre los tumores cerebrales y el uso de teléfonos móviles. No obstante, y dado que el cáncer se manifiesta muchos años después del contacto con el agente causante, a día de hoy parece difícil establecer una relación de causa-efecto.

4.7 Rayos infrarrojos

La luz infrarroja se encuentra entre las partes visibles y de microondas del espectro electromagnético. Tiene un rango de longitudes de onda que van desde la luz roja a la violeta. La luz "infrarroja cercana" está más próxima a la luz visible y la "infrarroja lejana" está más cerca del microondas del espectro electromagnético. Las longitudes de onda más largas son aproximadamente del tamaño de una cabeza de alfiler y la más corta, la son el tamaño de las células, o microscópicas.

De lejos, las ondas infrarrojas son térmicas. En otras palabras, experimentamos este tipo de radiación infrarroja todos los días en forma de calor. El calor que sentimos de la luz solar, un incendio, un radiador o una acera caliente es infrarrojo. Las terminaciones nerviosas sensibles a la temperatura en la piel, pueden detectar la diferencia entre la temperatura del cuerpo dentro y la temperatura de la piel fuera.

Las ondas infrarrojas de los controles remotos de televisión, no son calientes y, de hecho, ni siquiera se pueden sentir.

Los seres humanos, a la temperatura corporal normal, irradiamos más intensamente en el infrarrojo a una longitud de onda de aproximadamente 10 micras.

4.8 Ondas de luz visibles

Son las únicas ondas electromagnéticas que podemos ver y lo hacemos como los colores del arco iris. Cada color tiene una longitud de onda diferente: el rojo tiene la longitud de onda más larga y el violeta más corta. Cuando todas las ondas se ven juntas, hacen que se vea luz blanca y si esta luz blanca pasa a través de un prisma, la luz blanca se fracciona en los colores del espectro de luz visible. El vapor de agua en la atmósfera también puede separar las longitudes de onda que crean un arco iris.

4.9 Luz ultravioleta

La radiación ultravioleta (UV) tiene longitudes de onda más cortas que la luz visible y aunque estas ondas son invisibles para el ojo humano, algunos insectos, como los abejorros, pueden verlas. Las tres regiones del espectro ultravioleta se distinguen por el nivel de energía de la radiación ultravioleta y por la longitud de onda, que está relacionada con la energía.

El ultravioleta cercano (NUV), es la luz más cerca de la luz óptica o visible. El ultravioleta extremo (EUV), es la luz ultravioleta cercana a los rayos X, y el ultravioleta lejano (FUV), se encuentra entre las regiones cercanas y el ultravioleta extremo.

Nuestro Sol emite luz en todas las diferentes longitudes de onda en el espectro electromagnético, pero las ondas ultravioletas son las responsables de causar quemaduras. Afortunadamente aunque algunas ondas ultravioletas procedentes del Sol penetran a través de la atmósfera de la Tierra, la mayoría de ellas están bloqueadas por varios gases como el ozono.

Algunos días, sin embargo, las ondas ultravioletas pueden penetrar más a través de nuestra atmósfera. Los científicos han desarrollado un índice UV para ayudar a las personas a protegerse de estas ondas ultravioletas dañinas.

4.10 Rayos X

Los rayos X, tienen suficiente energía para causar una ionización, es decir, romper las ataduras que unen las moléculas, creando átomos con carga eléctrica positiva y negativa. Por consiguiente los rayos X, a través de los mecanismos de interacción, tienen el potencial para romper los enlaces del ADN, en los bloques constitutivos de células del cuerpo. Como resultado, las dosis excesivas de rayos X pueden causar efectos adversos a la salud, incluso el cáncer.

A medida que las longitudes de onda de luz disminuyen, aumenta la energía. Los rayos X tienen longitudes de onda más pequeña y, por tanto, una energía más alta que las ondas ultravioletas. Por lo general, hablamos de los rayos X en términos de su energía en lugar de la longitud de onda. Esto es en parte debido a que los rayos X tienen longitudes de onda muy pequeñas. También se debe a que la luz de los rayos X tiende a actuar más como una partícula que como una ola.

La atmósfera de la Tierra es lo suficientemente gruesa como para que prácticamente no haya rayos X que sean capaces de penetrar desde el espacio exterior hasta el final a la superficie de la Tierra.

Cuando realizan una radiografía, una película sensible se pone en un lado del cuerpo, y los rayos X se disparan a través, pero no se pueden sentir. Debido a que los huesos son densos y absorben más rayos X, la piel no, las siluetas de los huesos se quedan en la película de rayos X, mientras que la piel parece transparente.

4.11 Rayos gamma

Los rayos gamma tienen las longitudes de onda más pequeña y la mayoría de la energía de cualquier otra onda en el espectro electromagnético. Estas ondas son generadas por átomos radioactivos y en las explosiones nucleares. Los rayos gamma pueden matar a las células vivas, un hecho que la medicina utiliza para matar las células cancerosas.

Los rayos gamma viajan a nosotros a través de vastas distancias del universo, sólo para ser absorbidos por la atmósfera de la Tierra.

Los rayos gamma son la forma más energética de la luz y son producidos por las regiones más calientes del universo. También son producidas por eventos violentos, tales como explosiones de supernovas o la destrucción de los átomos, y por los acontecimientos menos dramáticos, como la descomposición de material radiactivo en el espacio. Cosas como las explosiones de supernova (la forma en que las estrellas masivas mueren), estrellas de neutrones y pulsares y agujeros negros, son fuentes de rayos gamma celestiales.

A diferencia de la luz visible y los rayos X, los rayos gamma no pueden ser capturados y reflejados en los espejos pues los fotones de alta energía pasarían a través de un dispositivo de este tipo. Los telescopios de rayos gamma utilizan un proceso llamado dispersión Compton, donde un haz de rayos gamma golpea un electrón y pierde energía, similar a una bola blanca golpeando otra bola.

4.12 Bombillas de bajo consumo

Según la Federación alemana de Biología de la Construcción, **las bombillas de bajo consumo, además de contener vapor de mercurio, poseen una alta radiación electromagnética**, superando incluso al de los ordenadores en algunos casos entre 12 y 40 veces. El espectro de las antiguas lámparas incandescentes (se han prohibido ya las de 100 vatios) es similar a la luz del sol. Se recomiendan las lámparas LED o las halógenas como alternativa.

4.13 Otras fuentes perjudiciales

¿Los tubos fluorescentes le dan dolor de cabeza? ¿Percibe un zumbido continuo en su cabeza que le causa malestar? ¿Es su teléfono, o lo percibe incluso conduciendo en coche? ¿Y su coche? Un coche emite poderosas emisiones EMR a causa del alternador y la generación de las chispas en las bujías. Si consigue localizar la fuente del problema, quizá pueda comenzar a considerar sus opciones.

Algunos países clasifican la electro-hipersensibilidad como una discapacidad y pueden ofrecer ayuda. De lo contrario, las únicas opciones en este momento son protegerse, ya sea con diferentes productos para tener en casa y que sea electromagnéticamente limpia o para cambiar a un lugar que tenga menos contaminación electromagnética.

También **es posible que pueda cambiar la química celular de su cuerpo para que esas radiaciones no le hagan daño**. En la última parte de este libro hablaremos de ello.

CAPÍTULO 5
Medidores de radiofrecuencias

5.1 Detectores de EMF

Puesto que las autoridades sanitarias y los propios médicos no reconocen la influencia de los campos magnéticos en la salud de las personas, disponer de un adecuado medidor de estos campos podrá servir para demostrar a los escépticos su existencia.

Si en un mismo recinto, una empresa, por ejemplo, se realiza una lectura de los campos magnéticos justo en el lugar en donde una persona afectada realiza su trabajo habitualmente, y si la lectura es muy superior a la de otras dependencias, indudablemente se deberá admitir la existencia del elemento perturbador.

Hay dos tipos de detectores EMF que cubrirán la mayor parte de las necesidades:

Un detector inalámbrico (metros rf)

Un detector de campo eléctrico / magnético (metros gauss)

Algunos pueden desear agregar también un contador Geiger de radiación ionizante como el uranio y el radón, aunque para mucha gente no le parece importante.

5.1.2 Detector para radiación inalámbrica

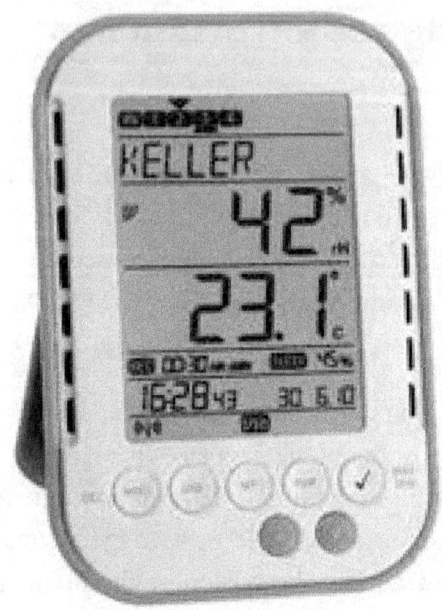

El detector inalámbrico debe tenerse cerca, pues la radiación wifi está en todas partes y a su alrededor se instalan nuevos emisores continuamente.

Algunos campos de radiación inalámbricos son extremadamente altos y una vez que sepa dónde están, podrá evaluar el daño físico que ocasionan, como dolores de cabeza, ardor, problemas de piel, de los ojos, dolor en los ganglios linfáticos, incluso cáncer y mucho más.

5.1.3 Medidor Gauss para electricidad y radiación magnética

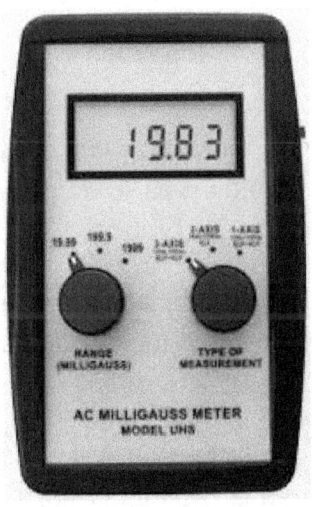

Este medidor es fácil de usar y de alta precisión y de gran ayuda en la búsqueda de los campos de radiación eléctrica y magnética elevada que pueden estar muy cerca de donde dormimos, cuando trabajamos en nuestro ordenador, en el trabajo o en otros lugares donde pasamos tiempo habitualmente. Es muy importante que la radiación eléctrica y magnética se mida por separado debido a que ambas son perjudiciales. La mayoría de los equipos gauss sólo miden la magnética. Los campos eléctricos y magnéticos deben estar al menos 3 metros alejados de nosotros (a menos que exista una alta fuente como una línea de energía eléctrica), así que una vez que se dan estas zonas de seguridad, por lo general no tienen que ser reexaminadas con frecuencia.

5.1.4 Eco y efecto Doppler

El principio de funcionamiento de los radares se basa en dos sencillos fenómenos físicos: El eco y el efecto Doppler

Eco. Al igual que un sonido, cuando una onda electromagnética que se propaga por el aire choca contra un obstáculo, parte de su energía es absorbida y parte reflejada hacia el emisor.

El retardo y las características de esta señal reflejada sirven al radar para determinar la posición, velocidad e incluso aporta propiedades morfológicas del obstáculo encontrado.

Efecto Doppler. El efecto Doppler consiste en la variación de frecuencia de una onda al ser emitida o recibida por un objeto en movimiento.

Cuando el emisor de una onda electromagnética se acerca al receptor, la frecuencia de la onda recibida será mayor que la frecuencia emitida. Si por el contrario la fuente de ondas se aleja del receptor, la frecuencia recibida será proporcionalmente menor.

La ecografía doppler o simplemente eco-Doppler, es una variedad de la ecografía tradicional, basada por tanto en el empleo de ultrasonidos, en la que aprovechando el efecto Doppler, es posible visualizar las ondas de velocidad del flujo que atraviesa ciertas estructuras del cuerpo, por lo general vasos sanguíneos, y que son inaccesibles a la visión directa.

La técnica permite determinar si el flujo se dirige hacia la sonda o si se aleja de ella, así como la velocidad de dicho flujo. Mediante el cálculo de la variación en la frecuencia del volumen de una muestra en particular, por ejemplo, el de un flujo de sangre en una válvula del corazón, se puede determinar y visualizar su velocidad y dirección. La impresión de una ecografía tradicional combinada con una ecografía Doppler se conoce como ecografía dúplex.

Doppler pulsado

Aunque la ecocardiografía 2D produce imágenes muy precisas, nada dice acerca de los flujos o del volumen de sangre. En el Doppler pulsado, un único cristal de ultrasonidos emite un pequeño impulso ultrasónico y espera un tiempo para recoger el eco. Aunque el sonido emitido es omnidireccional, la energía del transductor sigue una dirección preferente con una energía menor a medida que el impulso se aleja. Por lo tanto, si se descartan todos los datos, excepto los que están limitados por dos valores energéticos, la información que se llega se refiere a un volumen, llamado volumen de muestra.

Doppler continuo

En el Doppler continuo, el transductor tiene dos cristales, uno que emite continuamente ultrasonidos y otro que recibe continuamente el sonido reflejado. El Doppler continuo puede considerarse como un Doppler pulsado de frecuencia infinita, lo que evita el problema del aliasing, el efecto que causa que señales continuas distintas se tornen indistinguibles cuando se muestrean digitalmente.

5.1.5 Medidores Spectran

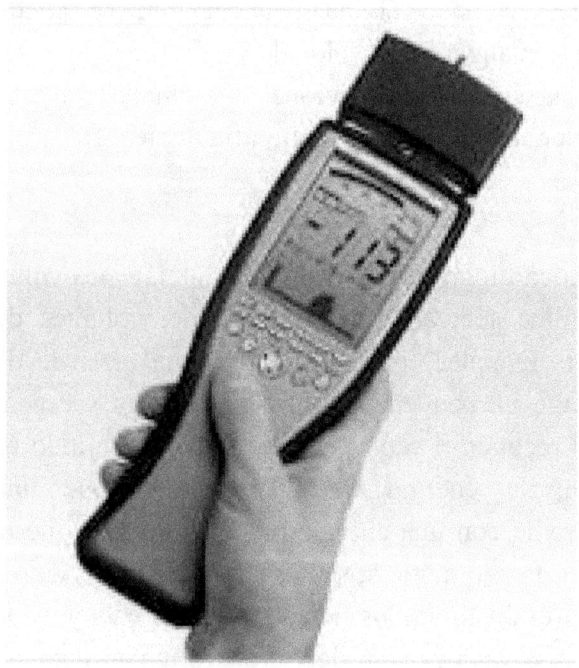

Recomendados para realizar mediciones de alta precisión de los campos electromagnéticos en los lugares de trabajo y los domicilios. Los equipos miden tanto el componente magnético (nanotesla) como el componente eléctrico (voltios por metro) de los campos electromagnéticos de baja frecuencia generados por transformadores, líneas de alta tensión, equipos médicos e industriales, y otros equipos eléctricos.

Los Spectran son medidores espectroscópicos, es decir que muestran el espectro de frecuencias de los campos electromagnéticos detectados, y se puede medir la intensidad de campo a cualquier frecuencia dentro del rango del medidor. Los medidores pueden gravar mediciones en su memoria interna.

Los equipos también pueden mostrar el nivel de campo electromagnético como un porcentaje de los límites de exposición legales vigentes para facilitar la interpretación de los resultados obtenidos.

Rango de frecuencias: 1 Hz - 1 MHz

5.1.6 Medidores de campos electromagnéticos

Recomendado para uso particular para la realización de mediciones de campos electromagnéticos y la evaluación de las exposiciones experimentadas por las personas en el domicilio. Mide el componente magnético (nanotesla) y el componente eléctrico (voltios por metro) de los campos electromagnéticos de baja frecuencia generados por transformadores, líneas de alta tensión, y equipos eléctricos. Mide la intensidad de campo electromagnético en el rango de frecuencias de 16 Hz a 2-32kHz

5.1.7 Medidores de Electrosmog ESI

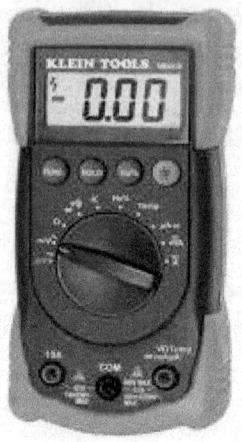

Son detectores innovadores desarrollados específicamente para ayudar a particulares a saber sus niveles de exposición a las radiaciones, tanto a los campos electromagnéticos de baja frecuencia (emitidos por transformadores, líneas de alta tensión, equipos electrodomésticos, etc.), como a la radiación de alta frecuencia (emitida por las antenas de telefonía móvil, wifi, etc.).

Los detectores ESI están especialmente indicados para personas que sufren de electrosensibilidad.

5.1.8 Biotensor

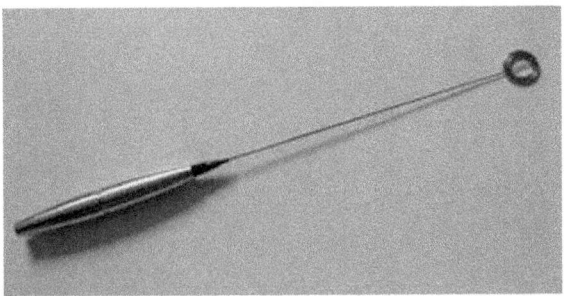

El analizador de chakras o biotensor se utiliza para hacer un diagnóstico energético y un chequeo inicial del sistema de chakras del paciente, ya que la terapia se debe comenzar con todos los chakras abiertos y vibrando cada uno en su frecuencia, de lo contrario no se producirá adecuadamente la canalización de energía, ya que si existe algún bloqueo en el sistema de chakras no dejará entrar la energía en el paciente.

También detecta la ionización atmosférica, las sustancias radiactivas, los alimentos con residuos químicos, y las radiaciones electromagnéticas.

CAPÍTULO 6
Normas de seguridad

Las normas de seguridad actuales son insuficientes para proteger de los efectos no térmicos de microondas.

Los datos sobre los efectos de las microondas a intensidades super-bajas y el papel que juega la duración de la exposición en estos efectos, junto con los datos que muestran que los efectos adversos de las microondas no térmicas de GSM / UMTS de los teléfonos móviles, y que dependen de la frecuencia portadora y el tipo de microondas, sugieren que desde las estaciones base, mástiles, routers inalámbricos, WIFI y otros dispositivos inalámbricos y las exposiciones de uso común, hoy en día también pueden producirse efectos adversos si hay una duración prolongada de la exposición.

La mayoría de las señales reales que están en uso en la comunicación móvil no se han probado hasta ahora. Se ha hecho muy poca investigación con señales reales y de duraciones de frecuencia variable que sean relevantes para las exposiciones crónicas a partir de la comunicación móvil.

Es importante destacar que, debido a que las señales de comunicaciones móviles están siendo completamente reemplazadas por otras señales más rápidas cada 10 años, los estudios epidemiológicos no pueden proporcionar una evaluación del riesgo de cáncer de estas nuevas señales.

En muchos casos, debido a la modulación ELF y los campos ELF adicionales creados por las fuentes de microondas, por ejemplo por los teléfonos móviles, es difícil distinguir los efectos de la exposición a ELF y microondas. Por lo tanto, estas exposiciones combinadas y sus posibles riesgos de generar enfermedades autoinmunes y otras, deben ser considerados en combinación.

En cuanto a los diferentes tipos de señales de microondas (frecuencia portadora, modulación, polarización, lejos y cerca de campo, intermitencia, coherencia, etc.) y dado que pueden producir diferentes efectos, los riesgos de enfermedades deben ser estimados por separado para cada señal de microondas.

Cabe prever que una parte de la población humana, tales como niños, mujeres embarazadas y grupos de personas hipersensibles, podría ser especialmente sensibles a la exposición a microondas no térmicos.

6.1 Actuación de los gobiernos

La Agencia Internacional de la Organización Mundial de la Salud para la Investigación sobre el Cáncer clasificó a las radiofrecuencias inalámbricas como un posible carcinógeno humano (mayo de 2011). La designación se aplica a la baja intensidad RFR en general, que cubre todos los dispositivos RFR emisores y fuentes de exposición (teléfonos móviles e inalámbricos, WiFi, ordenadores portátiles inalámbricos, puntos de acceso inalámbricos, monitores de bebés, equipos de puntos de acceso inalámbricos de aula, instalaciones de antenas inalámbricas, etc.).

Los límites de seguridad pública (límites de seguridad pública de la FCC y ICNIRP) actuales no protegen suficientemente la salud pública frente a la exposición crónica a las exposiciones de muy baja intensidad. Si no se efectúan las correcciones sobre la marcha de los límites de seguridad existentes y anticuados, la demora en magnificar los impactos en la salud pública con el aumento de las aplicaciones de las tecnologías con capacidad inalámbrica, exponen aún más a las poblaciones de todo el mundo en la vida diaria.

Los organismos de salud y las agencias reguladoras que establecen las normas de seguridad pública para ELF-EMF y RFR, deben actuar ahora para adoptar nuevos límites de seguridad, biológicamente relevantes, con datos provenientes de los estudios recientes, más un margen de seguridad más bajo. Los límites existentes de seguridad pública son demasiado altos en varios órdenes de magnitud, y se deben prevenir los efectos biológicos y la minimización o eliminación de los efectos adversos resultantes para la salud humana.

La mayoría de las normas de seguridad son demasiado altas para proteger a las poblaciones sanas, e incluso menos eficaces en la protección de las poblaciones sensibles.

Las normas de seguridad para la población más sensible es probable que tenga que fijarse en niveles más bajos que los de las poblaciones de adultos sanos.

Las poblaciones sensibles incluyen el desarrollo del feto, el recién nacido, niños, ancianos, personas con enfermedades crónicas pre-existentes, y los que tienen sensibilidad eléctrica desarrollada (EHS), así como quienes padezcan trastornos del sistema inmune.

Protección de nueva vida, bebés y niños.

Las medidas de precaución y las advertencias de salud pública deben estar garantizadas inmediatamente para ayudar a prevenir una epidemia global de tumores cerebrales que resultaran del uso de dispositivos inalámbricos (teléfonos móviles y teléfonos inalámbricos).

Por eso se necesitan medidas de sentido común para limitar tanto ELF-EMF como RFR en el feto y el recién nacido (poblaciones sensibles), especialmente en relación con exposiciones evitables, como los monitores de bebé en la cuna y las incubadoras en los hospitales que se pueden modificar. Hay que educar a la madre embarazada con respecto a los ordenadores portátiles, teléfonos móviles y otras fuentes de ELF-EMF y RFR que son fácilmente sustituibles.

Dar de mamar mientras se habla por un teléfono móvil o inalámbrico, supone un grave riesgo para el bebé. El wireless otros dispositivos inalámbricos deben ser totalmente desaconsejados en las escuelas para los niños de todas las edades.

Pruebas estándar para juzgar la evidencia

El nivel para juzgar la evidencia científica se debe basar en los principios de buena salud pública, en lugar de exigir certeza científica antes de que se tomen acciones.

Si los médicos actuales no están formados en los peligros de la hipersensibilidad electromagnética, no deben formar parte del grupo de científicos que evalúan los daños.

Advertencias sobre la telefonía móvil para todos.

El lanzamiento continuo de tecnologías y dispositivos inalámbricos pone la salud pública mundial en riesgo al no existir restricciones a menos que se implementen nuevas, y se deben ajustar los niveles mínimos de exposición y realizar fuertes advertencias de precaución para su uso.

Lo mismo que el tabaco posee indicaciones sobre el potencial de peligro para la salud, así se debería hacer con algunos de los aparatos electromagnéticos.

Las exposiciones tóxicas son previsibles

Tenemos el conocimiento y los medios para salvar a las poblaciones globales sobre las consecuencias adversas para la salud de varias generaciones mediante la reducción de ambas exposiciones ELF y RFR. Las medidas proactivas e inmediatas para reducir las exposiciones innecesarias reducirán la carga de enfermedad y las tasas de muerte prematura.

Definición de un nuevo efecto de nivel máximo

La recomendación es de 0,1 uW / cm2 (o una décima parte de un microvatio por centímetro cuadrado) para la acumulación RFR al aire libre o magnitud inferior.

Un punto de referencia científica de 0.003 uW / cm2 o tres nanovatios por centímetro cuadrado denominado 'bajo nivel de efecto nulo' para RFR, está basado en estudios a nivel de estación base de telefonía móvil.

La aplicación de una reducción de diez veces para compensar la falta de exposición a largo plazo (para proporcionar un margen de seguridad para la exposición crónica, si es necesario) o para los niños como subpoblación sensible, rinde un 300 a 600 picovatios por centímetro cuadrado como nivel de precaución.

Esto equivale a unos 0,3 a 0,6 nanovatios por centímetro cuadrado como nivel de acción de precaución razonable para la exposición crónica a la RFR pulsada. Estos niveles pueden tener que cambiarse en el futuro, ya que se han completado los estudios con nuevas y mejores pruebas.

6.2 Normas internacionales

La Comisión Internacional de Protección contra las Radiaciones No Ionizantes se ha ocupado de la exposición a los campos magnéticos estáticos.

Los límites actuales de exposición en la actividad laboral se han establecido para evitar las sensaciones de vértigo y náusea inducidas por el movimiento en un campo magnético estático. Los límites recomendados son promedios ponderados por el tiempo de 200 mT para la exposición durante la jornada laboral, con un valor máximo de 2 T. Para el público en general se ha fijado un límite de exposición continua de 40 mT.

Los campos magnéticos estáticos afectan a dispositivos metálicos implantados, como los marcapasos implantados en el cuerpo, lo cual puede tener efectos sanitarios adversos directos. Se sugiere que los portadores de marcapasos cardíacos, implantes ferromagnéticos y dispositivos electrónicos implantados, deben evitar los lugares con campos magnéticos de más de 0,5 mT. También deben evitarse los riesgos provocados por objetos metálicos atraídos repentinamente por magnetos con campos superiores a 3 mT.

Si bien la utilización de campos magnéticos estáticos aportará enormes beneficios, en particular en la medicina, es preciso evaluar adecuadamente los posibles efectos sanitarios adversos de la exposición a esos campos para determinar con precisión los riesgos y beneficios de su utilización. Pasarán varios años hasta que se completen las investigaciones pertinentes. Entretanto, la OMS recomienda que las autoridades nacionales establezcan programas para proteger tanto al público como a los trabajadores de posibles efectos adversos de los campos estáticos. En el caso de los campos eléctricos estáticos, como el principal efecto consiste en el malestar corporal provocado por descargas eléctricas, es suficiente facilitar información sobre la exposición a grandes campos eléctricos y sobre la manera de evitarla.

En el caso de los campos magnéticos estáticos, puesto que no se dispone de información suficiente sobre los posibles efectos a largo plazo o retardados de la exposición, puede justificarse la adopción de medidas cautelares eficaces para limitar la exposición de los trabajadores y el público. La OMS recomienda que las autoridades adopten las medidas siguientes:

Adoptar normas internacionales basadas en datos científicos para limitar la exposición humana.

Aplicar medidas de protección para la utilización de campos magnéticos en la industria y la investigación científica estableciendo distancias mínimas en el caso de campos magnéticos que pueden suponer un riesgo importante, confinando los campos o aplicando controles administrativos, por ejemplo, en el marco de programas de educación del personal.

Estudiar la posibilidad de establecer un procedimiento de autorización para el equipo de imagen de resonancia magnética (IRM) con campos de más de 2 T, a fin de garantizar la aplicación de medidas de protección.

Financiar investigaciones para colmar las importantes lagunas de conocimientos acerca de la seguridad de las personas.

Financiar equipos y bases de datos de IRM para recoger información sanitaria sobre la exposición de los técnicos y los pacientes.

Contaminación por bombillas

Es ligera, brillante y ha sido utilizada durante 120 años, pero la bombilla de 100 vatios está ya prohibida. De acuerdo con la Energy Saving Trust, las lámparas fluorescentes compactas (bombillas de bajo consumo) utilizan un 80% menos de electricidad que las bombillas estándar y su vida útil es de entre ocho y 10 años.

Sin embargo, aunque las nuevas son más baratas, otras cosas no son tan felices: tardan más en proporcionar la luz completa, son feas, no emiten tanta luz como aseguran y contienen mercurio, haciéndolas potencialmente peligrosas y difíciles de eliminar.

De acuerdo con los detractores, **las bombillas de bajo consumo pueden desencadenar migrañas, agravar**

enfermedades de la piel y conducir a otros problemas de salud graves.

Lee Tomkins, director de Acción Migraña, está instando a los enfermos a que busquen las bombillas pasadas de moda y prohibidas, mientras que el Instituto Nacional Real de Ciegos sugiere el uso de bombillas halógenas de tungsteno en vez de bombillas de bajo consumo en los pasillos y escaleras.

Sin embargo, el Departamento de Medio Ambiente, Alimentación y Asuntos Rurales niega que sean un riesgo, diciendo que las nuevas bombillas son ahora mejores.

Según la Federación Alemana de Biología de la Construcción, las bombillas de bajo consumo, además de contener mercurio, emiten radiaciones que superan las normas de seguridad en unas 12 a 40 veces establecidas para ordenadores.

Un experto de esta federación previene de un efecto especial y titilante (brillo con vibración), sobre el cual se sabe muy poco. El componente azul de la luz que emanan podría afectar a la producción de la hormona del sueño, al melatonina.

La Comisión Internacional de Protección contra las Radiaciones No Ionizantes (ICNIRP, 1998) y el Instituto de Ingenieros Electricistas y Electrónicos (IEEE, 2005) han elaborado directrices internacionales sobre los límites de exposición para ofrecer protección contra los efectos reconocidos de los campos de RF.

Las autoridades nacionales deberían adoptar normas internacionales para proteger a los ciudadanos de los niveles perjudiciales de RF. Además, deberían restringir el acceso a las zonas en que puedan rebasarse los límites de exposición.

6.3 Percepción pública del riesgo

Algunas personas consideran probable que la exposición a RF entrañe riesgos y que éstos puedan ser incluso graves. Ese temor se debe, entre otras cosas, a las noticias que publican los medios de comunicación sobre estudios científicos recientes y no confirmados, que provocan un sentimiento de inseguridad y la sensación de que puede haber riesgos desconocidos o no descubiertos.

Otros factores son las molestias estéticas y la sensación de falta de control y participación en las decisiones de ubicación de las nuevas estaciones base. La experiencia demuestra que los programas educativos, así como una comunicación eficaz y la participación del público y otras partes interesadas en las fases oportunas del proceso de decisión previo a la instalación de fuentes de RF, pueden aumentar la confianza y la aceptación del público. La OMS ha destacado la necesidad de ese diálogo en una publicación disponible en nueve idiomas.

CAPITULO 7
Fisiología

7.1 El cuerpo humano

Antes de entender el efecto en la salud que ocasionan las radiaciones electromagnéticas a su cuerpo, debe saber cómo funcionan las células.

En el cuerpo, no hay una actividad eléctrica sutil similar a los circuitos eléctricos. Aún así, esta actividad eléctrica controla las funciones corporales vitales tales como el crecimiento, el metabolismo, el pensamiento y el movimiento.

Las corrientes eléctricas del cuerpo son tan críticas para el bienestar del cuerpo humano como el flujo de sangre y cualquier perturbación en esta red eléctrica puede ser devastadora para el funcionamiento correcto y eficaz de todos los sistemas de órganos, especialmente el cerebro. Incluso puede perjudicar la salud y llevar al desarrollo de cáncer y otras enfermedades.

Seres electromagnéticos

En otras palabras, somos fundamentalmente seres electromagnéticos con información. Existen corrientes eléctricas minúsculas en nuestro cuerpo debido a las reacciones químicas que se producen como parte de nuestras funciones corporales normales, incluso en ausencia de campos eléctricos externos. Por ejemplo, los nervios transmiten señales mediante la transmisión de impulsos eléctricos y la mayoría de las reacciones bioquímicas, desde la digestión a las actividades cerebrales, van unidas en este proceso; incluso el corazón está eléctricamente activo.

Las tensiones construyen y fluctúan, proporcionando corrientes eléctricas a través de las arterias, las venas y en las paredes capilares. En el proceso, las células blancas de la sangre y los compuestos metabólicos se dibujan dentro y fuera de los tejidos circundantes. Este sistema eléctrico trabaja para equilibrar la actividad de los órganos internos y en el caso de lesiones, representa la base misma del proceso de curación.

Un sistema sensible

Los cuerpos poseen, pues, unos sistemas electromagnéticos sensibles que se ejecutan en milivoltios. En otras palabras, somos una máquina bioeléctrica que también generamos un campo electromagnético. De hecho, todos los seres vivos, como los humanos, los animales y las plantas, generan un CEM.

La naturaleza básica del cuerpo es la frecuencia. Por lo tanto, la exposición a frecuencias externas del entorno natural puede causar fácilmente que el pulso y el ritmo, sean erróneos. **Incluso pequeñas cargas externas muy por debajo del umbral de la conciencia, pueden afectar el sistema del cuerpo y la salud.**

Las investigaciones muestran que **cuando nos exponemos a una frecuencia externa consistente durante más de unos pocos minutos, la capacidad del cuerpo para ejecutar su propio circuito eléctrico con una eficiencia óptima, se interrumpe.**

Los efectos inmediatos pueden ser el resultado de la exposición directa a puntos fuertes de campos electromagnéticos a niveles muy superiores a los que normalmente se encuentran en su entorno de vida. Los campos magnéticos intensos, por ejemplo, pueden causar alteraciones en los nervios y estimulación muscular, y los campos eléctricos suaves pueden estimular su cabello.

7.2 Efecto sobre la melatonina

La melatonina, descubierta en 1969, es una hormona segregada por la hipófisis, que tiene su mayor incidencia en la pubertad. Sin embargo, también se ha constatado que hay un trastorno, denominado "*jet lag*" o desfase en el sueño, ocasionado por el desfase de horario, que se puede curar con suplementos de melatonina, utilidad que posteriormente se amplió a la anorexia y la depresión.

Los niveles de melatonina descienden progresivamente con la edad: muy alta en la niñez y bajando a medida que va avanzando la vida, siendo su falta la causa de estos trastornos del sueño. Su producción, se ve afectada seriamente por los campos electromagnéticos.

Realmente se trata de una indolamina, derivada del indol (hidrocarburo que tiene un anillo hexagonal unido a uno pentagonal), producida por la glándula hipófisis a partir del triptófano, uno de los 20 aminoácidos fundamentales que componen la materia viva.

Se conoce cierta producción de esta hormona siguiendo el ritmo circadiano, aumentando durante la noche y disminuyendo durante el día. Esto se debe a que la luz ambiental que va desde la retina pasando por el cuerpo geniculado lateral hasta la glándula pineal, frena su producción. En los jóvenes, los niveles plasmáticos de melatonina a diferentes horas del día son siempre más elevados que los equivalentes a un adulto, de manera que al ser la melatonina la hormona que gobierna el sueño no es sorprendente que los jóvenes duerman mejor que los mayores. También se ha comprobado que los niveles de melatonina están disminuidos en la depresión y la menopausia.

Las investigaciones realizadas en los laboratorios Battelle Pacific Northwest han documentado que la exposición prolongada a **la radiación electromagnética provoca una secreción reducida de melatonina**. Esta reducción amenaza la salud y puede dar lugar a trastornos psiquiátricos como depresión, acortado la capacidad de atención y la incapacidad para dormir. También puede aumentar la permeabilidad de la "barrera hematoencefálica", dejando al cerebro aún más vulnerable a los efectos tóxicos químicos. La barrera sangre-cerebro es una especie de barrera de seguridad que la naturaleza ha proporcionado para evitar que las moléculas peligrosas entren en el cerebro y causen daños.

7.3 Otros riesgos

La exposición a la radiación electromagnética rompe la barrera hematoencefálica y dificulta este mecanismo de protección. También afectará a la permeabilidad de la membrana celular de los nervios, los vasos sanguíneos, la piel y otros órganos.

Los cromosomas y el ADN también se ha demostrado que son afectados por el campo electromagnético, lo mismo que el hierro, necesario para la sangre sana y que se almacena en el cerebro.

Tanto la radiación electromagnética fuerte como la débil, emitida desde cualquier aparato eléctrico o electrónico van a interactuar afectando los propios campos electromagnéticos débiles del cuerpo humano. Por lo tanto, interfiere con los procesos naturales de curación del cuerpo y produce todo tipo de peligros para la salud.

A lo largo del cuerpo, cada proceso bioquímico implica el movimiento coreografiado con precisión del campo electromagnético -átomos sensibles, moléculas e iones-. La distorsión creada por radiaciones externas, lo altera seriamente.

7.4 Regulación del sistema interno y las emociones

En el cuerpo humano existen tres sistemas muy definidos con funciones específicas y células especializadas que, a su vez, interactúan y conforman un sistema común de respuestas ante estímulos internos y externos para el mantenimiento de la vida.

Al **sistema inmune** se le considera como el sistema de las defensas porque está involucrado en todas las respuestas que genera el organismo ante agentes infecciosos que invaden o se desarrollan en el cuerpo físico. Este sistema está formado por los glóbulos blancos de la sangre o leucocitos que maduran en la médula ósea, un tejido muy delicado que se encuentra ubicado dentro de los huesos donde se halla bien protegido.

El tejido linfoide (timo, bazo, ganglios linfáticos, amígdalas, posiblemente el apéndice vermiforme y las placas de Peyer) unido eficazmente al intestino, constituye la parte más extensa y compleja del sistema inmunitario y habitualmente es capaz de discriminar de forma eficaz entre patógenos invasivos y antígenos inocuos. El conocimiento de su particular subdivisión en tejido organizado, inductor de la respuesta inmunitaria (especialmente las placas de Peyer y los ganglios linfáticos mesentéricos), y tejido difuso (reticular), efector de la respuesta inmunitaria (linfocitos intraepiteliales y linfocitos de lámina propia), nos permite comprender cómo se desarrolla y regula la respuesta inmunitaria en el intestino y como esta puede extenderse al resto del organismo.

Este sistema está compuesto por varios grupos celulares con funciones diferenciadas, entre los que se encuentran linfocitos, monocitos, neutrófilos, basófilos y eosinófilos. Cada uno con distinto grado de especialización.

Estas células tienen la función principal de defensa del cuerpo, viajan por la sangre vigilando el organismo y pueden reconocer agentes extraños y desarrollar una respuesta orquestada para combatir esos agentes. Sin embargo, también comparten proteínas y receptores con **el sistema nervioso central** y esto hace que estas células sean más sofisticadas de lo que se creía, destacándose principalmente los leucocitos que son los que dirigen cómo funciona el sistema inmune. Tienen una memoria especializada para reconocer agentes extraños y encargarse de determinar la dirección de las respuestas y los mediadores que se van a liberar, además de decidir si esos mediadores van a reclutar a otras células más especializadas en un tipo de respuesta. Los neutrófilos, los más abundantes, son un poco menos especializados y actúan atrayendo las bacterias y fagocitándolas, como caballos de batalla en primera línea de ataque.

Lo interesante es que se ha demostrado científicamente que muchos de los mediadores inmunes que se han considerado como moléculas que se liberan para que unas células inmunes se comuniquen con otras, también se secretan en el sistema nervioso central y a su vez, factores del sistema nervioso central también se liberan en las células inmunes posibilitando una comunicación cruzada de estos mismos mediadores, por lo que hay una gran interacción entre estos sistemas.

Lo preocupante, es que **las radiaciones electromagnéticas bloquean la acción de los mediadores**, impidiendo la adecuada acción de las células inmunitarias. La adecuada información que debería encauzar al sistema inmune hacia acciones específicas es distorsionada, llegando mensajes que con frecuencia conducen a enfermedades autoinmunes.

Junto a estos dos sistemas inmune y nervioso central está **el sistema endocrino** íntimamente relacionado con ambos y que es donde se segregan las hormonas que modulan bidireccionalmente las respuestas del sistema nervioso central y el sistema inmune.

Estos tres sistemas (inmune, nervioso central y endocrino), actúan de forma conjunta para conseguir un estado de equilibrio homeostático del organismo, ya sea para protegerlo o defenderlo de infecciones, de células anormales que se estén generando o de estímulos externos que le estén afectando, incluso de las radiaciones EHS. Son sistemas encargados de controlar y mantener el equilibrio.

El equilibrio puede estar afectado por emociones positivas y negativas. Hay que tratar de potenciar muy bien el sistema de defensa del organismo con emociones positivas, pues estas están asociadas a una mejor respuesta inmune del organismo, ya que las emociones tienen su correspondencia cerebral en la liberación de ciertos transmisores.

Cuando se está en un estado emocional óptimo, hay un aumento en la liberación de mediadores como la dopamina y la serotonina que están descritos en el sistema nervioso central, al igual que neurotransmisores como las catecolaminas.

Se ha comprobado que los linfocitos también tienen receptores para estos mediadores y elaboran una respuesta en función de si hay dopamina o serotonina en exceso. Estas sustancias a bajas concentraciones en el organismo son potenciadoras del sistema inmune, pero a altas concentraciones pueden ser inhibidoras, por eso las emociones positivas fortalecen el sistema inmune y las emociones negativas pueden llegar a deprimirlo. Esto se asocia a la conservación de energía, pues cuando hay un desajuste, el sistema inmune avisa al cerebro de que hay una lucha y se desencadena una conducta de enfermedad en la que intervienen mediadores de la fiebre, interferones y moléculas que llegan al cerebro, le alertan, y le bajan la actividad deprimiéndole un poco para no gastar energía en otra cosa que no sea la lucha. De continuar, el proceso se vuelve crónico y el organismo comienza a empeorar y enfermar.

Si bien una enfermedad puede bajar el estado óptimo anímico, también el ánimo decaído puede hacer al organismo más vulnerable y bajar las defensas del cuerpo.

Un sistema inmune deprimido podría hacer que una persona fuese más propensa a padecer enfermedades e incluso a no poder combatir adecuadamente las influencias externas, como es el caso de las radiaciones electromagnéticas, pues el organismo se agota ante situaciones de estrés repetidas.

Un sistema inmune óptimo y competente ayuda por tanto al mantenimiento de la energía y la salud, por lo que una buena opción es, además del adecuado cuidado físico, potenciar emociones positivas como la alegría, la felicidad, el bienestar, el diálogo, la atención y el amor, y no insistir en las emociones negativas, evitando así que se produzcan cambios biológicos que favorezcan la permanencia de distintas patologías.

7.5 Efectos biológicos

La radiación de la radiofrecuencia (RFR) es no ionizante. Esto significa que no puede romper las moléculas y directamente romper los enlaces del ADN. Sin embargo, la RFR a valores suficientemente altos puede causar la conversión de energía en calor, un efecto que se usa en los hornos de microondas.

Mientras que la radiación no ionizante puede ser muy débil para causar daños directos al material biológico, **puede**

causar efectos biológicos a través de la creación de mecanismos termales (el calentamiento de los tejidos).

Estos mecanismos termales están muy bien establecidos, y se utilizan para definir las pautas que restringen la exposición profesional y general a los campos de la radiofrecuencia. Los efectos que puede tener para el hombre cuando el cuerpo, o parte de él, está sometido a suficiente calor por la RFR, incluyen una disminución de la habilidad mental, la opacidad del ojo, y varias respuestas fisiológicas psicológicas al calor.

CAPÍTULO 8
Características de la enfermedad por electromagnetismo

Desde hace tiempo, un gran número de personas han manifestado una gran variedad de problemas de salud que se relacionan con la exposición a los CEM (Campos electromagnéticos).

Mientras que algunas personas hablan de síntomas leves y reaccionan evitando los campos de la mejor manera posible, los demás están tan severamente afectados que han tenido que dejar el trabajo y cambiar a otro estilo de vida.

Esta sensibilidad ha creado una mala fama hacia la radiación electromagnética EMF, que se denomina "hipersensibilidad electromagnética" o EHS.

8.1 Campos magnéticos estáticos

Existen pocos estudios sobre los efectos de los campos eléctricos estáticos. Según los resultados obtenidos hasta el momento, los únicos efectos agudos están asociados con movimiento del vello cutáneo y malestar provocado por descarga de chispas. No existen investigaciones efectivas acerca de los efectos crónicos o retardados de los campos eléctricos estáticos y se cree que sólo es probable que se produzcan efectos agudos cuando existe movimiento en el campo, como el desplazamiento de una persona o en el movimiento corporal interno, como el flujo sanguíneo o los latidos cardíacos. Una persona que se desplace en un campo de más de 2 T (T=inducción magnética) puede tener sensaciones de vértigo y náuseas, acompañadas en algunos casos por un sabor metálico en la boca y percepciones de destellos luminosos. Aunque sólo son temporales, esos efectos pueden incidir en la seguridad de las personas que ejecutan operaciones delicadas.

Los campos magnéticos estáticos influyen en las cargas eléctricas que se mueven con la sangre, como los iones, y generan corrientes y campos eléctricos alrededor del corazón y los grandes vasos sanguíneos, que pueden alterar ligeramente la circulación de la sangre. Entre los efectos posibles cabe mencionar ligeras alteraciones de los latidos cardíacos y un aumento del riesgo del ritmo cardíaco anormal (arritmia), que pueden poner en peligro la vida del paciente (como la fibrilación ventricular). Sin embargo, estos efectos agudos sólo tienden a producirse en caso de exposición a campos de más de 8 T.

Hasta el momento no se ha podido determinar si existen consecuencias sanitarias a largo plazo incluso en el caso de exposición a campos cuya intensidad se mide en militeslas, porque no se han realizado estudios epidemiológicos adecuados y a largo plazo con animales. Por ejemplo, no es posible clasificar la carcinogenicidad de los campos magnéticos estáticos para los seres humanos. La falta de preparación médica es la causa del retraso en estos estudios.

Los síntomas más comúnmente experimentados incluyen síntomas dermatológicos (enrojecimiento, hormigueo y sensación de ardor), así como síntomas de neurastenia y vegetativos (fatiga, cansancio, dificultades de concentración, mareos, náuseas, palpitaciones del corazón y trastornos digestivos). El conjunto de síntomas no es parte de ningún otro síndrome reconocido, así que la relación causa-efecto queda comprobada.

La EHS se asemeja a la sensibilidad química múltiple (MCS), otro trastorno asociado con las exposiciones ambientales de bajo nivel a los productos químicos. Eléctricamente, las personas sensibles reaccionan a los ordenadores, televisión, equipos de radio y música, las luces fluorescentes, los teléfonos, los sistemas de seguridad electrónicos, las herramientas eléctricas, las máquinas de costura eléctricas, los calentadores eléctricos y los trenes eléctricos.

Electromagnéticamente las personas sensibles son normalmente sensibles a los perfumes, los pesticidas, los disolventes, los limpiadores fluidos, los productos petroquímicos, el diesel y el formaldehido. También reaccionan a las partículas aerotransportadas y ciertas comidas.

Tanto EHS como MCS se caracterizan por una serie de síntomas no específicos que carecen de base toxicológica o fisiológica aparente o verificación independiente.

Un término más general para la sensibilidad a factores ambientales es la Intolerancia Ambiental Idiopática (IEI), que se originó a partir de un taller convocado por el Programa Internacional sobre Seguridad Química (IPCS) de la OMS en 1996, en Berlín.

IEI es un descriptor sin ninguna implicación de etiología química, sensibilidad inmunológica o susceptibilidad EMF que incorpora una serie de trastornos que comparten síntomas sin explicación médica, no específicos, similares y que afectan negativamente a las personas. Sin embargo, el término de EHS es de uso común y se sigue utilizando.

8.2 Estudios sobre personas con EHS

Ciertos estudios han sido realizados en personas con EHS que fueron expuestas a campos electromagnéticos similares a los que se atribuyen la causa de sus síntomas. El objetivo era provocar síntomas en condiciones controladas de laboratorio.

La mayoría de los estudios indican que las personas con EHS no pueden detectar la exposición a los CEM (Campos electromagnéticos) con más precisión que los no-EHS. Los estudios doble ciego controlados siempre han dado resultados controvertidos.

Se ha sugerido que los síntomas que experimentan algunas personas con EHS pueden surgir de factores ambientales no relacionados con EMF (Radiación electromagnética). Los ejemplos pueden incluir "parpadeo" de luces fluorescentes, el brillo y otros problemas visuales con las pantallas de ordenadores, y un mal diseño ergonómico de las estaciones de trabajo. Otros factores que pueden desempeñar un papel, incluyen la mala calidad del aire interior o el estrés en el lugar de trabajo o condiciones de vida.

Los médicos, en ocasiones, alegan que hay algunos indicios de que estos síntomas pueden ser debidos a pre-existentes condiciones psiquiátricas, así como a reacciones de estrés como consecuencia de la preocupación de efectos sobre la salud de los CEM, en lugar de la exposición a los CEM en sí. El enfermo, siempre según su erróneo criterio, estaría convencido del origen de su mal, quizá por haber leído noticias alarmistas, especialmente de quienes venden herramientas para "eliminar" los campos electromagnéticos que nos rodean. Sin embargo, basta que recordemos el uso desafortunado de las amalgamas de aleación de mercurio puestas en la boca de millones de pacientes, en apariencia inofensivas, para darnos cuenta cómo algunos científicos minimizan los severos daños producidos por los agentes contaminantes. Una vez que se demuestra, todo el mundo pide disculpas.

8.3 Datos

Evidencia de efectos neurológicos:

Los efectos neurológicos de la RFR (Radiación de la radiofrecuencia) publicados entre 2007 y mediados de 2012 se perfilan. De ellos, 98 (63%) mostraron efectos y 57 (37%) no mostraron efectos.

Evidencia para la leucemia infantil:

Excepto la radiación ionizante, ningún otro factor ambiental se ha establecido tan firmemente como **factor de riesgo en la leucemia infantil**.

De ser así, se confirmaría la insistencia descrita en este libro sobre la afectación primaria del sistema inmune. Hay suficiente evidencia a partir de estudios epidemiológicos de un mayor riesgo de exposición a los campos magnéticos de frecuencia industrial EMF que no se pueden atribuir a la casualidad, los sesgos o factores de confusión. Por lo tanto, de acuerdo con las reglas de la IARC (Agencia Internacional para la Investigación del Cáncer), estas exposiciones puede ser clasificadas como un carcinógeno del Grupo 1 (carcinógeno conocido).

Melatonina

Los 13 estudios residenciales y ocupacionales epidemiológicos publicados, consideran que la alta exposición ELF MF (Extremadamente Baja Frecuencia, Campos magnéticos) puede resultar en la disminución de la melatonina. Una nueva investigación indica que la exposición ELF MF, in vitro, puede disminuir significativamente la actividad de la melatonina a través de efectos sobre MT1, un receptor importante de la melatonina.

Enfermedad de Alzheimer (EA)

Ahora hay pruebas de que los altos niveles del beta amiloide periférico son un factor de riesgo para la EA y que la alta exposición a los campos magnéticos (MF) puede aumentar el beta amiloide periférico.

ADN y estrés

Las proteínas del estrés y el ADN actúan como una antena fractal para la RFR. La estructura espiral de la bobina de ADN en el núcleo hace que la molécula reaccione como una antena fractal para una amplia gama de ADN, haciéndolos particularmente vulnerables a los daños por EMF. El mecanismo implica la interacción directa de los campos electromagnéticos (CEM) con la molécula de ADN.

La respuesta al estrés por el móvil activado, es un mecanismo de protección eficaz para las células expuestas a una amplia gama de frecuencias de EMF que estimulan las proteínas de estrés (lo que indica un asalto a la célula). Los doctores Lai y Singh descubrieron **roturas en la cadena del ADN** expuesto a la radiación de radiofrecuencia dentro de los niveles considerados "seguros" en EE.UU., Reino Unido y Canadá.

El problema es que la vida en la Tierra no evolucionó con protecciones biológicas o respuestas biológicas de adaptación a estas exposiciones a radiaciones EMF. El cuerpo humano no está preparado para ello.

Calefacción

Los EMF dañan a las células menos que la calefacción eléctrica convencional.

Células madre

Las células madre humanas no se adaptan a las exposiciones crónicas a microondas no térmico (no se puede reparar el ADN dañado), y el daño al ADN en los genes en otras células generalmente no se repara de manera eficiente. Los efectos no térmicos de las microondas dependen de diversos parámetros biológicos y físicos que deben tenerse en cuenta en el establecimiento de las normas de seguridad.

Nuevas evidencias sugieren que el concepto SAR (Specific Absorption Rate), esto es, el nivel de exposición a radiación de un terminal, que ha sido ampliamente adoptado por las normas de seguridad, no es útil para la evaluación de riesgos para la salud de microondas no térmico de la comunicación móvil. Otros parámetros de exposición, tales como la frecuencia, la modulación, la duración y la dosis, deben tenerse en cuenta.

Las frecuencias de resonancia pueden ocasionar efectos biológicos en muy bajas intensidades comparables a la estación base (torre de telefonía) y otras fuentes de microondas utilizadas en las comunicaciones móviles.

Polimerasa

La enzima Polimerasa I, que tiene como una de sus funciones la reparación de daños causados en el ADN, así como su replicación, ve interferida su acción por las ondas electromagnéticas pudiéndose producir mutaciones.

Miastenia

La miastenia, un trastorno de transmisión neuromuscular que conduce a debilidad fluctuante y cansancio anormal y fatiga, se atribuye al bloqueo de receptores de acetilcolina como consecuencia de las radiaciones.

Polimiositis

Puede originarse igualmente Polimiositis de carácter leve. Esta enfermedad inflamatoria relativamente infrecuente, conlleva debilidad, hinchazón, sensibilidad y daño en los músculos, perteneciendo al grupo de las miositis.

CAPÍTULO 9
Tipos de reacciones y daños a nivel más íntimo celular producido por las radiaciones electromagnéticas externas

9.1 Campos eléctricos y magnéticos

Los campos eléctricos son considerados generalmente como un agente capaz de causar cambios biológicos. También se acepta que los campos magnéticos, tanto estáticos como variables en el tiempo, provocan efectos y cambios celulares. Por ejemplo, campos magnéticos de 1-10 mT (= 10-100 G) pueden provocar el efecto Zeeman, es decir, orientación de Mecanismos Biofísicos de Campos Electromagnéticos o, dicho de otro modo, el desdoblamiento de las rayas espectrales emitidas por una sustancia cuando está sometida a un campo magnético.

Las radiaciones electromagnéticas externas afectan a los estados de spin (momento angular intrínseco) del electrón en reacciones de transferencia de carga que dan lugar a cambios en las tasas de reacción y, por tanto, en las cantidades relativas de los productos químicos y bioquímicos de las reacciones.

Los campos magnéticos variables pueden inducir campos eléctricos y corrientes en medios conductores.

9.2 Efectos perjudiciales

Sobre los eritrocitos (glóbulos rojos)

Se producen rupturas hemolíticas (**destrucción de los eritrocitos**) de algunas moléculas que están dentro del citoplasma celular o de las membranas celulares, haciéndolas inestables al actuar sobre los electrones de los átomos produciendo de esta manera radicales libres, por desaparición de un electrón en su capa orbital más externa, y que se une a otro electrón de otro átomo, también de su capa orbital más externa (transferencia de electrones).

Esto se produce porque la energía de disociación hemolítica de enlace es aportada por las ondas y radiaciones electromagnéticas exteriores.

También pueden producirse fenómenos de heterolisis que son las rupturas de enlaces químicos de una molécula celular, generándose nuevos aniones y cationes de diferente carga eléctrica. Estas células inflamatorias liberan sus propias enzimas lisosomales que necrosan células adyacentes.

Sobre la función cerebral:

Alteración de la actividad cerebral, al modificar la movilidad del ion calcio en la membrana celular y también por modificar la bomba de sodio-potasio a nivel de la membrana celular de las neuronas. Hay un aumento del flujo del ion calcio extracelular.

La barrera hematoencefálica es una estructura constituida por células endoteliales especializadas, y es una barrera entre los vasos sanguíneos y el sistema nervioso central, al que protege y es fundamental en el mantenimiento de la homeostasis de las neuronas y las células gliales y en el bloqueo del acceso de sustancias tóxicas tanto las externas como las internas.

Con las radiaciones se modifica y aumenta significativamente la permeabilidad de la membrana hematoencefálica. Con valores situados por debajo de los que producen efectos térmicos, destruye la barrera hematoencefálica, exponiendo los tejidos cerebrales a las proteínas y a las toxinas. Las alteraciones en la barrera hematoencefálica cerebral permiten el paso de sustancias tóxicas al cerebro y **favorece los daños en las áreas del cerebro especializadas en la memoria**, el aprendizaje y el movimiento. Los sutiles procesos bioeléctricos que se producen en el cerebro y en el sistema nervioso son inhibidos y alterados por la acción de campos electromagnéticos artificiales.

Alteraciones en la transducción de señales:

Este efecto se refiere al movimiento de señales desde fuera de la célula a su interior. Las alteraciones modifican la enzima decarboxilasa-ornitina, una enzima que se relaciona con el crecimiento celular y su desarrollo. Es necesario subrayar que los iones calcio son agentes secundarios de transducción de señal en muchas vías celulares. La transducción de señales sucede en sistemas moleculares localizados en las membranas celulares y dentro de las células. Estas señales regulan procesos intracelulares tales como la actividad metabólica, la expresión génica, la diferenciación y la proliferación celular.

Los procesos de transducción de señales son una diana plausible de las radiaciones electromagnéticas, ya que las membranas celulares presentan una barrera sustancial a los campos eléctricos y en ellas pueden darse interacciones especiales de las radiaciones con las biomoléculas. No obstante, el proceso de transducción iniciado por las hormonas y otros mensajeros extracelulares no requiere su penetración en la célula, sino la interacción con una proteína embebida en la membrana celular (el receptor), que a través de ciertos cambios (conformacionales), pone en marcha cascadas que propagan y amplifican la señal e inician procesos celulares específicos. La apertura y cierre de canales iónicos y el flujo de corriente resultante y las modificaciones de la actividad enzimática, son dos de los mecanismos de señalización mejor conocidos.

El aumento de calcio intracelular, producido por entrada de calcio a través de canales de la membrana plasmática o liberación desde los depósitos intracelulares de calcio, es una señal que inicia muchas respuestas celulares y que se puede modificar y distorsionar por radiaciones electromagnéticas externas.

Las células presinápticas (emisoras) y postsinápticas están separadas por una hendidura sináptica que está llena con un denso material granular, el cual responde a los cambios en los campos magnéticos y que se modifican por las radiaciones electromagnéticas externas.

Alteración de las Poliaminas:

A nivel celular y molecular el papel protagonista de las poliaminas es preeminente y su presencia está asociada con los sistemas que regulan y controlan el crecimiento, la multiplicación y la diferenciación de las células, así como con el importante mecanismo conocido como apoptosis o suicidio celular, es decir, que participan prácticamente en toda la fisiología celular.

Su carácter de moléculas cargadas eléctricamente, facilita las interacciones electrostáticas con grandes moléculas e induce en ellas modificación en sus funciones. Así sucede con el ADN, el ARN y la cromatina, es decir, con nuestro genoma y el modo de transmitir su información. Y, en el caso de las proteínas, ello puede influir en la modificación de actividades enzimáticas, la función de receptores celulares, los factores de transcripción (que a su vez regulan la expresión o no de los genes), los canales iónicos que participan en múltiples funciones (transmisión nerviosa, metabolismo celular), las oncoproteínas, etc.

Dependiendo de su naturaleza y concentración las poliaminas pueden incrementar o reducir el estrés oxidativo. En el primer caso, por su estímulo de formación de productos citotóxicos favorecedores de la oxidación de lípidos de las membranas celulares, de proteínas y de cromatina. En el segundo caso, por su capacidad de secuestrar radicales libres oxidativos, lo que conduce a una mayor protección frente a ellos y, también, frente a la irradiación.

Otra posibilidad que poseen estas moléculas, es la de su unión fuerte covalente con una proteína que forma parte de un factor de iniciación de traducción que regula la biosíntesis de proteínas a partir de los ARN mensajeros que llevan la información de ciertos genes. Este mecanismo recibe el nombre de hipusinación debido a que una poliamina concreta, la espermidina, transforma a un aminoácido proteínico, la lisina, convirtiéndolo en el aminoácido hipusina.

Las radiaciones y ondas electromagnéticas alteran sus funciones a nivel de **impedir la biosíntesis de las proteínas** y regular el crecimiento y la división celular.

La enzima NAT (N-acetil transferasa), es modificada a nivel subatómico, y en consecuencia no es capaz de pasar la serotonina a N-acetil serotonina. De esta forma, la hidroxilindol metil transferasa no puede acabar el ciclo de la síntesis de melatonina, lo que conlleva que el pinealocito (la célula presente en la glándula pineal encargada de la producción de melatonina) no segregue la suficiente cantidad de melatonina, produciendo desequilibrios en el hipocampo, hipófisis, hipotálamo, sistema inmunológico y en otros.

Efectos sobre la acetilcolina y colinesterasa:

La acetilcolina es un neurotransmisor clave en la regulación de los niveles de vigilancia y en el funcionamiento de grandes áreas de asociación. Se sintetiza en las neuronas mediante la enzima colina acetiltransferasa también llamada colinoacetilasa, a partir de colina y acetil-CoA en la hendidura sináptica. Las ondas electromagnéticas pueden producir una disfunción de la enzima colina acetiltransferasa y a su vez producir una alteración en los átomos de las moléculas que componen los receptores celulares. Esta inhibición puede producir **deficiencia de acetilcolina**, contribuyendo a una sintomatología de disfunciones motoras.

Por otra parte, los inhibidores de la colinesterasa (anticolinesterásicos) se comportan como neurotoxinas, causando excesiva salivación y ojos llorosos en bajas dosis, seguido por espasmos musculares y finalmente muerte.

Modificación del potencial de reposo y potencial de acción:

En condiciones de normalidad, la bomba de sodio- potasio, que es una proteína, lo que hace es que para conservar el potencial de acción, saca de la célula 3 iones de sodio por cada 3 iones de potasio que ingresan, manteniendo de esta manera la diferencia de potencial.

Las ondas electromagnéticas alteran este orden y se producen **lesiones neuronales**.

Mutaciones genéticas en el ADN:

Los cromosomas del núcleo celular quedan alterados por los cambios en la adenosina, la timina, la guanina y la citosina. En el caso de las leucemias alteran el ADN de las células madres linfocíticas y mielocíticas, dando lugar a blastocitos linfoides y mieloides anormales y por consiguiente a leucocitos anormales y a diferentes tipos de leucemias.

En muchas células, **la radiación daña directamente el ADN** al comunicar directamente su energía a la cadena de ácido nucléico, o por la producción previa de radicales libres, según describimos anteriormente, y ello es el mecanismo inicial que desencadena la apoptosis. La presencia de radicales libres daña las membranas celulares y se rompe el ADN en fragmentos de aproximadamente 180 pares de bases. La actividad de la endonucleasa aumenta hasta siete veces a las tres horas de la irradiación.

Al impactar las ondas electromagnéticas y su energía en el ADN, se forman enlaces covalentes entre dos timinas consecutivas de la misma cadena del ADN; es lo que se llama dímeros de timina. Como se puede imaginar fácilmente, eso provocará que estas bases no puedan emparejarse correctamente cuando este ADN se tenga que replicar, y por tanto se producirán errores. Por otra parte, la exposición del ADN a las especies reactivas de oxígeno puede dar lugar a oxidación o incluso a pérdida de las bases nitrogenadas del ADN. Evidentemente eso también hará que no se puedan emparejar correctamente. También puede dar lugar incluso a rupturas en una o las dos cadenas del ADN. Todas estas modificaciones causarán problemas en el momento de replicar el ADN e incrementará de manera muy sustancial la posibilidad de introducir cambios en la secuencia de ADN. Dependiendo del daño ocasionado, los cambios podrán ser aislados (cambio en una sola base) o incluso de pérdida de fragmentos grandes de ADN con mutaciones que serán transmitidas a las células hijas.

Las radiaciones interfieren en los mecanismos reparadores del ADN y pueden producir **malformaciones en el desarrollo embrionario** por alteraciones de las moléculas que conforman los genes, al modificar las señales químicas que son necesarias para la diferenciación celular y el desarrollo embrionario. Este efecto se amplifica cuando las quinasas activan otras enzimas celulares, poniendo en marcha cascadas de activación química que amplifican la señal inicial y son responsables de la iniciación de muchas funciones celulares. Se ha comunicado que las radiaciones externas aumentan la actividad de la proteín-quinasa C por activación de la fosfolipasa C-γ2 y la tirosín-quinasa en células preleucémicas.

Apoptosis celular:

El término apoptosis (del griego apo, aparte, y ptosis, caído - como cae la lluvia) fue acuñado en 1972 por Kerr y Cols, para designar un tipo de muerte celular que difiere de la necrosis, tanto bioquímica como morfológicamente. Se le denomina también "muerte celular programada".

Las células posen mecanismos de muerte celular programada (apoptosis) que pueden ponerse en marcha por acción de estímulos externos. La apoptosis es un mecanismo esencial para el desarrollo embriológico y para la auto-eliminación de células dañadas o inútiles. En muchos tipos de cáncer los mecanismos apoptóticos están alterados, lo que se ha puesto en relación con la capacidad invasiva de los tumores y por la acción de las radiaciones externas electromagnéticas.

Las ondas electromagnéticas exteriores producen modificaciones en los campos magnéticos celulares a nivel de los protones, neutrones y electrones. De esta manera se altera el ritmo de fabricación de proteínas necesarias para el desarrollo celular.

Campo eléctrico:

La célula es el resultado del acoplamiento electromagnético de moléculas orgánicas mediante el denominado enlace químico, que no es más que el resultado de la atracción electromagnética entre átomos.

Existe también un campo eléctrico endógeno en el interior del cuerpo humano, producido por su normal funcionamiento (se genera por el movimiento normal de electrones en su interior, un fenómeno llamado ruido térmico) y que es de unos 20 mV/m. A modo de ilustración, cabe señalar que, cuando se está expuesto a un campo magnético variable de 0,2 -20 µT, se generan en el cuerpo campos eléctricos de entre 0,004 y 0,4mV/m (milésima de voltio por metro) muy por debajo de su valor endógeno. Todo eso puede ser alterado por las radiaciones electromagnéticas exteriores.

Reacciones químicas:

Las radiaciones electromagnéticas pueden afectar a la velocidad a la que se producen ciertas reacciones químicas. Cuando la radiación es absorbida por los átomos de las células, origina que las moléculas y sus electrones vibren y ese movimiento se transforma en calor. Este efecto térmico determina las consecuencias en la salud derivadas de la exposición a las radiaciones. Las radiaciones externas no dejan expresarse a los genes específicos de la organogénesis por alteraciones en las moléculas de las bases nitrogenadas púricas y pirimidicas.

Efecto teratógeno:

Se refiere al agente físico o químico que aumenta la incidencia de malformaciones congénitas y que en la relación a las radiaciones, interactúan en los mecanismos de regulación que guían las interacciones celulares del desarrollo embrionario y fetal. En la gestación pueden ocasionar:

1) mutación

2) aberraciones cromosómicas

3) interferencia mitótica

4) alteración de la síntesis y función de ácidos nucleicos

5) falta de precursores, substratos, o coenzimas para la biosíntesis

6) alteración de las fuentes de energía

7) inhibición enzimática

8) desequilibrio osmolar, alteraciones en la presión de los fluidos, viscosidad, y presión osmótica

y 9) alteración de las características de las membranas.

Sobre el sistema nervioso:

Las ondas y campos electromagnéticos tienen una tendencia al incremento de actividad encefálica, vinculado a un aumento de liberación de neurotransmisores.

Alteración procesos enzimáticos:

La complementariedad geométrica y electrónica entre la enzima y el sustrato dependen de fuerzas no covalentes.

Una enzima con quilaridad equivocada no se ajusta a un sitio de unión enzimático. Por ejemplo, la enzima alcohol deshidrogenasa cataliza la oxidación del etanol a acetaldehído con mayor rapidez que la oxidación de metanol a formaldehido. Las radiaciones externas alteran estos procesos.

Efecto en las mitocondrias:

Se trata de los organelos de las células encargados de administrar la energía para que el tejido celular tenga su comportamiento habitual. Las mitocondrias utilizan ATP (Adenosin Trifosfato), un nucleótido fundamental en la obtención de energía celular, formado por una base nitrogenada (adenina) y tres grupos fosfato.

Esta sustancia es de vital importancia para el funcionamiento de las células, y un fallo a este nivel representa una inactividad total o parcial de las células. En el supuesto de una acción glandular, la detención en la segregación de hormonas significa un problema grave en el desarrollo de la especie.

Las radiaciones electromagnéticas incrementan la actividad electromagnética en la mitocondria, y habrá un marcado aumento en la función endocrina.

Englobadas en el citoplasma de las células eucariotas que en el pasado fueron bacterias, como indica su contenido genético propio, las mitocondrias se adaptaron a vivir en células complejas hace dos mil quinientos millones de años. Tienen una longitud entre 1 y 4 micras y aproximadamente media micra de diámetro.

En un humano adulto existen 100.000.000.000.000.000 mitocondrias que representa en peso un 10% del total de nuestro cuerpo. Su distribución en número varía muy acusadamente con el tipo de célula. Las células metabólicamente más activas, como las del hígado, los riñones y las neuronas, contienen cientos o miles de mitocondrias constituyendo un 40% de su citoplasma, mientras que las células de la sangre o del esqueleto tienen unas pocas.

El funcionamiento de las mitocondrias puede analizarse desde una perspectiva física y afecta principalmente a dos de sus campos fundamentales: la termodinámica y la física de superficies. La esencia del proceso energético que acontece en las mitocondrias, sin entrar en sus detalles que en su conjunto son conocidos como ciclo de Krebs, consiste en un bombeo de protones a través de su extensa membrana interna. Para dicho bombeo se utiliza como energía la liberada por la respiración que consta de una serie de procesos químicos exotérmicos de combustión del oxígeno e hidrógeno contenido en la glucosa y que tienen lugar en complejos proteínicos contenidos en la membrana. Las reacciones químicas que se producen en las células suceden a temperatura y presión constantes.

En las mitocondrias, el gradiente de concentración de protones se neutraliza parcialmente mediante su flujo restaurador, únicamente permitido a través de unas ventanas selectivas. Cuando los protones se aceleran a través de estas ventanas tendiendo a igualar la concentración a ambos lados de la membrana, se ven obligados a mover "las palas" de un motor molecular que produce ATP.

Las ondas electromagnéticas, en ocasiones, alteran este proceso tan bien estructurado.

Producción de cataratas:

La alteración y desnaturalización de las proteínas de la córnea produce cataratas a causa de los daños estructurales en el ADN de las células del cristalino. La desnaturalización de una proteína se refiere a la ruptura de los enlaces químicos que mantenían sus estructuras cuaternaria, terciaria y secundaria, conservándose solamente la primaria. En estos casos, las proteínas se transforman en filamentos lineales y delgados que se entrelazan hasta formar compuestos fibrosos e insolubles en agua.

Alteración en la síntesis de las proteínas:

Las proteínas son solubles en agua cuando adoptan una conformación globular.

La solubilidad es debida a los radicales (-R) libres de los aminoácidos que, al ionizarse, establecen enlaces débiles (puentes de hidrógeno) con las moléculas de agua. Así, cuando una proteína se solubiliza queda recubierta de una capa de moléculas de agua (capa de solvatación) que impide que se pueda unir a otras proteínas, lo cual provocaría su precipitación (insolubilización). Esta propiedad es la que hace posible la hidratación de los tejidos de los seres vivos.

Los genes que integran el genoma humano codifican un amplio número de proteínas. Sin embargo, las proteínas pueden sufrir numerosas modificaciones químicas en su estructura, a causa de las ondas electromagnéticas, que tienen importantes efectos moduladores y pueden conllevar el "encendido" o "apagado" de su función biológica, alterar su localización celular, su capacidad para interaccionar con otras proteínas o determinar que la proteína debe ser degradada.

La desnaturalización de ácidos nucleicos como el ADN por altas temperaturas produce una separación de la doble hélice, que ocurre porque los enlaces o puentes de hidrógeno se rompen. Esto puede ocurrir durante la reacción en cadena de la polimerasa; las cadenas del ácido nucleico vuelven a unirse (renaturalizarse) una vez que las condiciones "normales" se restauran. Si las condiciones son restauradas rápidamente, las cadenas pueden no alinearse correctamente.

Alteración del ritmo cardiaco:

Las ondas electromagnéticas modifican las ondas eléctricas que salen del nódulo sinusal del corazón. El nodo sinusal es una estructura altamente especializada, cuyas células generan despolarizaciones espontáneas repetidas a una frecuencia variable que determina la frecuencia cardiaca. Las células nodales se disponen sobre una matriz de tejido conectivo denso formando cordones entrelazados, que en la periferia se mezclan con los miocitos auriculares contráctiles. La zona central, encargada de generar los impulsos, se caracteriza por estar relativamente desacoplada del resto de la aurícula, mientras que la zona periférica presenta un grado de acoplamiento cada vez mayor. Las células nodales presentan una fase diastólica caracterizada por una despolarización lenta progresiva que transporta el potencial de reposo al umbral de excitabilidad y genera un nuevo potencial de acción. La activación de una corriente especial, genera esta fase diastólica y está implicada también en el control del ritmo cardiaco mediado por el sistema nervioso autónomo.

La actividad de marcapasos del corazón está basada en la actividad de canales iónicos que se expresan en la membrana de células cardiacas especializadas, localizadas principalmente a nivel del Nodo Sinusal. Las células con actividad de marcapasos se caracterizan por poseer actividad espontánea y generar de forma repetida potenciales de acción a una frecuencia constante controlada que determina la frecuencia cardiaca y, de forma más amplia, el funcionamiento general del corazón. Son muchos los mecanismos celulares y moleculares que contribuyen a determinar la actividad de marcapasos, pero entre todos ellos el papel principal corresponde a una corriente eléctrica especializada.

9.3 Sistema inmunitario

El sistema inmunológico es una red de células, tejidos y órganos que trabajan juntos para defender el cuerpo contra ataques de invasores "extranjeros". Estos son principalmente organismos -microbios- diminutos tales como bacterias, parásitos y hongos que pueden causar infecciones. Los virus también causan infecciones, pero son demasiado primitivos para ser clasificados como organismos vivos; además, es más difícil combatirlos de forma directa. La cuestión es que el cuerpo humano ofrece un ambiente ideal para muchos microbios, así que es trabajo del sistema inmunológico mantenerlos fuera o, en su defecto, buscarlos y destruirlos, en ocasiones con productos con propiedades antibacterianas.

Cuando el sistema inmunológico da en el blanco equivocado, sin embargo, puede desatar un torrente de trastornos, incluyendo enfermedades alérgicas, artritis, y una forma de diabetes. Ello se debe a tres errores:

1- El sistema inmunológico está deprimido y es **ineficaz** para combatir al agresor. Esto ocurre en presencia de infecciones graves o repetidas, al uso de inmunosupresores, o a carencias nutricionales importantes.

2- El sistema inmunológico está **hiperexcitado**, como es el caso de las alergias. Su función es tan intensa que termina produciendo daños colaterales, como la liberación exagerada de histamina.

3- El sistema inmunológico ha entrado en un **caos** cuántico. No sabe dónde atacar, ni cómo defenderse del agresor. No logra comunicarse con el resto de los leucocitos, y en lugar de atacar con eficacia a las bacterias, lo hace hacia el propio organismo que le alberga. Son las enfermedades autoinmunes.

Así que cuando el sistema inmunológico queda mermado, el resultado son nuevas enfermedades o susceptibilidad a otras, como es el caso de la hipersensibilidad electromagnética.

En principio, el sistema inmunológico parece increíblemente complejo. Puede reconocer y recordar a millones de enemigos diferentes, y producir secreciones (liberación de fluidos) y células para que acaben con todos ellos. En esencia, nada que le diferencie de un ejército humano, con agentes secretos incluidos.

El secreto de su éxito es una red de comunicación elaborada y dinámica, con millones y millones de células organizadas en conjuntos y subconjuntos, que se reúnen y se aglomeran alrededor del invasor, que le impiden desarrollarse, que les priva de sus escudos y hasta les engullen. Y todo esto gracias a que se comunican entre ellas para lograr un único fin, la supervivencia del sistema que les alberga.

Una vez que las células inmunes centinelas (dendríticas) reciben la alarma, se activan y comienzan a producir sustancias químicas potentes. Los receptores Toll (TLR, o receptores de peaje), presentes en la superficie de los glóbulos blancos, detectan los elementos nocivos y transmiten la alarma al interior del leucocito para que este alerte a otras células, o directamente actúe sobre la amenaza. Sin embargo, pueden no ser eficaces contra las células cancerosas, tal y como se comprobó cuando su descubridor, el premio Nobel Ralph Steinman, murió de un cáncer de páncreas.

Quizá lo que los expertos biólogos no han tendido en cuenta ha sido el papel primordial que juegan las emociones en el desarrollo y eficacia del sistema inmunitario, pues lo que sentimos en nuestra mente y especialmente en nuestro inconsciente, es lo mismo que sienten nuestras células.

La enfermedad psicosomática termina provocando el desorden celular y su apoptosis.

Por eso, aunque los científicos han aprendido mucho sobre el sistema inmunológico, y continúan estudiando cómo el cuerpo lanza ataques que destruyen los microbios invasores y eliminan las células infectadas, y en ocasión los tumores, siguen sin tener en cuenta el concepto de organismo holístico. **Les preocupa más la parte afectada, que el todo**.

Las nuevas tecnologías para la identificación de las células inmunitarias individuales están permitiendo a los científicos determinar rápidamente qué objetivos están provocando una respuesta inmune. Las mejoras en la microscopía están facilitando la observación por primera vez de las células vivas B, células T y otras células a medida que interactúan dentro de los ganglios linfáticos y otros tejidos del cuerpo. Loable empeño que seguramente dará su fruto.

Además, están descubriendo rápidamente los planos genéticos que dirigen la respuesta inmune humana, así como aquellos que dictan la biología de las bacterias, virus, y parásitos. La combinación de las nuevas tecnologías y la información genética amplia, sin duda, revelará aún más sobre cómo el cuerpo se protege de la enfermedad. Si pudiéramos conversar con ellos, les pediríamos que mirasen a su alrededor, a los múltiples sistemas que tiene la naturaleza y el cosmos para reorganizarse y fortalecerse. Lo mismo que ocurre dentro, es lo que hay fuera, es solamente cuestión de tamaño.

9.3.1 Diferenciación en el sistema inmune

Los leucocitos se producen o almacenan en muchos lugares en el cuerpo, incluyendo el timo, el bazo y la médula ósea. Por esta razón, se llaman los órganos linfoides. También hay grupos de tejido linfoide en todo el cuerpo, principalmente los ganglios linfáticos, que albergan los leucocitos.

Viajan por el cuerpo entre los órganos y los nodos a través de los vasos linfáticos y los vasos sanguíneos. De esta manera, el sistema inmune funciona de manera coordinada para controlar el cuerpo de gérmenes o sustancias que podrían causar problemas.

Los dos tipos básicos de leucocitos son:

Fagocitos (neutrófilos, monocitos, macrófagos, células dendríticas y mastocitos), células que atrapan y mastican organismos invasores.

Linfocitos (B y T), células que permiten que el cuerpo recuerde y reconozca a los invasores anteriores y ayudan al cuerpo a destruirlos.

El tipo más común son los neutrófilos (polimorfonucleares), que luchan principalmente contra las bacterias. Su consistencia les permite atravesar las paredes de los vasos sanguíneos y llegar a cualquier parte del cuerpo. Otros tipos de fagocitos tienen sus propios puestos de trabajo para asegurarse de que el cuerpo responde adecuadamente a un tipo específico de invasor.

Los dos tipos de linfocitos, B y T, comienzan en la médula ósea y, o bien se quedan allí y maduran como células B, o que salen de la glándula del timo, donde maduran como células T. Los linfocitos B son como el sistema de inteligencia militar del cuerpo, buscando sus objetivos y enviando defensas para bloquear al invasor. Las células T son como los soldados, destruyendo a los invasores que el sistema de inteligencia ha identificado.

He aquí cómo funciona:

Cuando se detectan antígenos (sustancias extrañas que invaden el cuerpo), varios tipos de células trabajan juntas para reconocerlas y responder. Estas células activan los linfocitos B para producir anticuerpos, proteínas especializadas que se adhieren a antígenos específicos. Una vez producido, estos anticuerpos siguen existiendo en el cuerpo de una persona, de modo que si el mismo antígeno es presentado al sistema inmune una vez más, los anticuerpos ya están ahí para hacer su trabajo. Así que si alguien se enferma con una enfermedad determinada, como la varicela, la persona normalmente no enferma de nuevo.

Así es también como las vacunas previenen ciertas enfermedades. Una inmunización introduce en el cuerpo un antígeno y permite que el cuerpo produzca anticuerpos que le protegerán en el futuro de ataques por el germen o las sustancias que producen dicha enfermedad.

Aunque los anticuerpos pueden reconocer un antígeno y bloquearle, no son capaces de destruirles sin ayuda. Ese es el trabajo de las células T, que son parte del sistema que destruye los antígenos que han sido marcados por anticuerpos o células que han sido infectadas o cambiadas de algún modo. Algunas células T son realmente llamadas "células asesinas".

Los anticuerpos también pueden neutralizar toxinas (sustancias venenosas o dañinas) producidas por diferentes organismos.

Por último, los anticuerpos pueden activar un grupo de proteínas llamadas complementarias que también forman parte del sistema inmune.

Las ondas electromagnéticas originan una proliferación de los linfocitos T por efecto de la interleuquina IL-7 producida por las células del timo **ocasionando en ocasiones un desorden inmunitario** por un mayor número de linfocitos T.

También hay un aumento del contenido de proteínas de las membranas celulares, lo cual causará un aumento en la capacidad del potasio y en la captación máxima de oxígeno, y tensión de filamento de actina-miosina en las células musculares.

9.4 Inmunidad adaptativa

Sobre ello trabajaremos para solucionar el problema de la EHS, la cual podemos potenciar de modo rápido y eficaz. La inmunidad adaptativa consiste en potenciar la acción de los linfocitos para que no entren en caos por unas ondas eléctricas que no reconocen. El calostro o los factores de transferencia, irían en este sentido. Posteriormente y como una paradoja, **cuantas más radiaciones estén presentes, más fuerte se hará el individuo hacia ellas**, del mismo modo que un niño se hace poco a poco resistente a las bacterias. Reconoce el mal, se adapta y lo rechaza empleando mecanismos adaptativos. Ahí entran las plantas adaptógenas que luego veremos.

Trastornos por inmunodeficiencia

Las inmunodeficiencias ocurren cuando una parte del sistema inmunológico no está presente o no está funcionando correctamente. A veces, una persona nace con una inmunodeficiencia (conocido como inmunodeficiencias primarias), aunque los síntomas de la enfermedad pueden no aparecer hasta más tarde en la vida. Las inmunodeficiencias también pueden ser adquiridas a través de una infección o producidos por las drogas (estos se denominan inmunodeficiencias secundarias).

Las electrosensibilidad puede ocasionar con el tiempo este tipo de trastorno.

Las inmunodeficiencias pueden afectar a los linfocitos B, linfocitos T, o los fagocitos. La deficiencia de IgA es el trastorno de inmunodeficiencia más común. Esta se encuentra principalmente en la saliva y otros fluidos corporales que ayudan a proteger la entrada en el cuerpo de microrganismos. Las personas con deficiencia de IgA tienden a tener alergias o padecer más resfriados y otras infecciones respiratorias, pero la enfermedad no suele ser grave.

El síndrome de DiGeorge (displasia del timo), un defecto congénito en el cual los niños nacen sin la glándula del timo, es un ejemplo de una enfermedad de los linfocitos T primarios. El timo es donde los linfocitos T maduran normalmente.

El síndrome de Chediak-Higashi y la enfermedad granulomatosa crónica, implican la incapacidad de los neutrófilos para funcionar normalmente como fagocitos.

La **Inmunodeficiencia adquirida** (o secundaria) por lo general se desarrolla después de que alguien tiene una enfermedad, aunque también pueden ser el resultado de desnutrición, quemaduras u otros problemas médicos. Algunos medicamentos y radiaciones también pueden causar problemas con el funcionamiento del sistema inmune.

El VIH (virus de inmunodeficiencia humana) / SIDA (síndrome de inmunodeficiencia adquirida) es una enfermedad que lentamente y de manera constante destruye el sistema inmunitario. Es causada por el VIH, un virus que elimina ciertos tipos de linfocitos llamados células T-helper (linfocitos T colaboradores o cooperadores). Sin las células T auxiliares, el sistema inmune no es capaz de defender el cuerpo contra los organismos normalmente inofensivos, que pueden causar infecciones potencialmente mortales en las personas que tienen SIDA.

Las **inmunodeficiencias causadas por medicamentos** se debe a que algunos medicamentos suprimen el sistema inmune y uno de los inconvenientes de un tratamiento de quimioterapia para el cáncer, por ejemplo, es que no sólo ataca a las células cancerosas, sino también a otras células de crecimiento rápido, sanas, incluyendo las que se encuentran en la médula ósea y otras partes del sistema inmune. Además, las personas con trastornos autoinmunes o que han tenido trasplantes de órganos pueden necesitar tomar medicamentos inmunosupresores, que también pueden reducir la capacidad del sistema inmunológico para combatir las infecciones y causar inmunodeficiencia secundaria.

Para poder explicar con cierto rigor científico la influencia de las emisiones EM en nuestro sistema orgánico, especialmente en cuanto al sistema inmunitario, vamos a repasar cómo es el mundo de la vida celular.

9.5 Referente a células y radiaciones

Las señales electromagnéticas van buscando un receptor para descargar la información disponible, lo cual provoca un estímulo o una inhibición en el receptor que, a su vez, generará nuevos efectos, sean mecánicos o bioquímicos; esto último en el caso del ser humano.

Las células humanas acogen las señales -ahora bioeléctricas-, las introducen en el núcleo para que sean asumidas por el ADN, el cual a su vez, las transfiere al ARN que desencadenará nuevas acciones físicas.

Cuando este proceso llega al sistema inmunitario, con su multitud de células dotadas de una gran capacidad para interpretar patrones de frecuencias y dar una respuesta adecuada, se genera una distorsión a nivel cuántico, vibratorio, pues nada de lo que le llega es reconocido como orgánico. La armónica sincronía que se debería generar cuando ambos elementos, externos e internos, se reconocen, no se manifiesta y en su lugar se pierde la concordancia, y se hace necesario un ajuste entre dos elementos o situaciones.

Comunicación celular:

La comunicación celular se define como un proceso por el cual las células transmiten información para generar o modificar respuestas celulares en otras células. Las respuestas pueden ser: excitatorias (contracción muscular, inflamación), inhibitorias y moduladoras (funciones de aprendizaje y memoria).

Puesto que ya hemos considerado la posibilidad de que el electromagnetismo afecte especialmente a la comunicación entre las células, distorsionando esta capacidad que permite la cooperación entre ellas, debemos insistir en esta posibilidad, principalmente porque sabemos que hay mecanismos que permiten a las células endocrinas y a las células nerviosas, coordinarse entre sí para un correcto funcionamiento.

Debido a que la señalización endocrina se basa en la difusión y el flujo sanguíneo, el proceso es relativamente lento y fácilmente alterable.

La señalización sináptica, por el contrario, puede ser mucho más rápida, así como más precisa. Las células nerviosas pueden transmitir información a través de largas distancias mediante impulsos eléctricos que viajan a velocidades de hasta 100 metros por segundo; y una vez liberado desde un terminal del nervio, el neurotransmisor tiene que difundirse a menos de 100 nm a la célula diana, un proceso que lleva menos de un milisegundo. Otra diferencia entre el sistema endocrino y de señalización sináptica es que, mientras que las hormonas se diluyen en gran medida en el fluido intersticial y el flujo sanguíneo, y por lo tanto deben ser capaces de actuar en concentraciones muy bajas (típicamente <10 -8 M), los neurotransmisores se diluyen mucho menos y pueden alcanzar altas concentraciones locales.

Correspondientemente, los receptores de los neurotransmisores tienen una afinidad relativamente baja por su emisor, lo que significa que el neurotransmisor puede disociarse rápidamente del receptor y no lograr terminar una respuesta. Si ello ocurre, lo que es fácil a causa de las radiaciones electromagnéticas, los problemas en el sistema endocrino serían graves.

La supervivencia de los organismos pluricelulares depende de que sus células actúen sincrónicamente en los tejidos y que éstos cumplan las funciones de coherencia específicas. Los órganos y los sistemas de órganos deben funcionar organizadamente para mantener las condiciones fisiológicas adecuadas para la vida del individuo.

Mensajeros y receptores celulares:

Primer mensajero o mensajero extracelular. Es aquel que proviene del exterior, sea en forma de elementos químicos, biofísicos, neuronales o electromagnéticos.

Segundo mensajero. El proceso de transmisión de señal afecta a una secuencia de reacciones bioquímicas dentro de la célula que se lleva a cabo a través de enzimas unidas a otras sustancias llamadas segundo mensajero. Cada proceso se realiza en intervalos de tiempo muy pequeños, como milisegundos, o en periodos más largos como algunos segundos.

Receptor: Molécula específica para el mensajero que se encuentra en la membrana de la célula receptora y mediante la cual en algunos casos la información llega al interior de la célula y en otros casos se difunde por la membrana y es transportado por algún componente celular hasta llegar al sitio de recepción celular: núcleo u otro organelo.

Este proceso une sitios específicos de un receptor de la membrana plasmática y es capaz de disparar una serie de procesos complejos, a veces en cascada, que conducen a una respuesta tisular.

Fases de la comunicación celular:

Mientras que en un teléfono se convierte la señal eléctrica en una señal sonora, en una célula se convierte la señal extracelular (molécula A) en una señal intracelular (molécula B).

Fase extracelular:

Hay la liberación de una sustancia portadora de un mensaje a partir de la célula efectora hasta la llegada de ésta al interior de la célula que va a dar respuesta al mensaje. O, dicho de otro modo, se trata de un proceso celular en el cual una hormona se une al receptor de una célula diana.

Fase intracelular:

Se refiere a todos los procesos y las substancias implicadas en la producción de la respuesta celular (segundos mensajeros, enzimas, proteínas estructurales, genes y otras.) En nuestro caso, es la respuesta a las radiaciones.

Existen distintos receptores en una misma célula. Las células son sensibles en forma simultánea a muchas señales extracelulares y con frecuencia inducen a la confusión. Las señales al actuar en conjunto, pueden sumarse e inducir a respuestas mayores y la presencia de una señal puede modificar las respuestas a otras señales.

La misma señal química o electromagnética puede inducir diferentes respuestas en diferentes células:

Neurotransmisores (biomoléculas que transmiten información de una a otra neurona consecutiva, mediante la sinapsis).

Citoquinas (factores de crecimientos que regulan la formación de células sanguíneas).

Factores de crecimiento, cuya función principal es la del control externo del ciclo celular).

Moléculas de adhesión (participan en el tráfico de linfocitos entre los órganos de producción, maduración y tejidos).

Componentes de la matriz extracelular (regeneran tejidos y degradan tóxicos).

Y también puede inducir respuestas en referencia a la secreción hormonal:

Hormonas endocrinas: Son producidas por células del sistema endocrino y circulan por el torrente sanguíneo hasta alcanzar todos los lugares del cuerpo. Las alteraciones que pueden llegar a producirse son el aumento o disminución de su producción.

Hormonas Paracrinas: Sólo actúan sobre células diana que se encuentran en la vecindad de las células emisoras, como por ejemplo los neurotransmisores.

Hormonas Autocrinas: Afectan sólo a las células que son del mismo tipo celular, como las células emisoras. Un ejemplo de señales autocrinas se encuentra en las células del sistema inmune. Estas son las más afectadas.

Hormonas Yuxtacrinas: Son transmitidas a lo largo de la membrana celular a través de proteínas o lípidos que integran la membrana celular y son capaces de afectar tanto a la célula emisora, como a las células inmediatamente adyacentes.

De igual forma, hay distintos mensajeros químicos que pueden ser afectados por semejanza, o variación en tamaño, pero no en la forma:

Péptidos y proteínas

Insulina

Glucagón

Hormona antidiurética

Oxitocina

Angiotensina

Factores de liberación de las hormonas hipofisarias

Endorfinas

Factores de crecimiento y de transformación

Factor de crecimiento epidérmico (EGF).

Y receptores que pueden ser afectados por afinidad, proximidad o compatibilidad:

Hormonas sexuales masculinas y femeninas

Hormonas de corteza de las glándulas suprarrenales (cortisol, cortisona, aldosterona)

Vitamina D

Tiroxina, T 4 (Tetrayodotironina) y T 3 (Triyodotironina)

Retinoides

Fosfolípidos de la membrana celular

Sistema del calcio

Receptor del factor de crecimiento de fibroblastos (FGF)

Receptor de insulina

Receptor del factor de crecimiento tipo insulínico 1 (IGF-1)

Receptor del factor de crecimiento epidérmico (EGF)

Receptor del factor de crecimiento derivado de plaquetas (PDGF).

9.6 Efectos que se producen en las células por las ondas electromagnéticas

Los campos de ondas electromagnéticas causan sobre todo calentamiento celular, al desplazar iones y moléculas de agua a través del medio al que éstos pertenecen. Incluso a niveles muy bajos, la energía de las radiofrecuencias **produce pequeñas cantidades de calor**, que son absorbidas por los procesos termorreguladores normales del organismo sin que el individuo lo perciba. Los científicos están investigando la posibilidad de que existan efectos debidos a la exposición a largo plazo a niveles inferiores al umbral para el calentamiento del organismo.

Las ondas electromagnéticas inducen la formación de momentos de fuerza sobre las moléculas, que pueden ocasionar el desplazamiento de iones situados en posiciones sin perturbación, vibraciones en cargas unidas y la rotación, y reorientación de moléculas bipolares, como la del agua.

Las células de los organismos vivos mantienen de forma natural una carga eléctrica en sus membranas, que es fundamental para el funcionamiento normal de los tejidos humanos. Esta carga es extremadamente sensible a los cambios electromagnéticos muy débiles.

La radiación de frecuencias no naturales puede ocasionar un reordenamiento y una lesión de las moléculas y modificar el metabolismo.

Se produce un proceso del tipo de reacción en cadena, que en primer lugar altera la estabilidad eléctrica del organismo y afecta la polarización celular. La falta de armonía resultante puede ocasionar finalmente cambios de la actividad hormonal, modificar la síntesis del material genético, interferir con el flujo entrante y saliente de las células, y alterar la conducta de las células.

Los campos electromagnéticos inducen débiles campos eléctricos dentro del organismo de, aproximadamente, la diezmillonésima parte de su valor. Este fenómeno, deriva en la formación de campos de iones acelerados que crean corrientes eléctricas dentro y alrededor de la célula.

Las células vivas están rodeadas por una fina membrana que actúa como superficie equipotencial de un campo eléctrico interior. Por ejemplo, en las células nerviosas se crea una diferencia de potencial entre la parte externa y la interna de 90 milivoltios cuando se encuentran sanas, y de unos 55 milivoltios cuando están enfermas.

Defensa celular

Las radiaciones electromagnéticas causan ionizaciones en las moléculas que componen las células, al separar electrones de los átomos de aquellas. Los iones formados pueden reaccionar con otras estructuras químicas cercanas de la célula, ocasionando daños. A bajas dosis, como las que se reciben diariamente procedentes de la radiación de fondo ambiental, las células reparan el daño con bastante rapidez.

A dosis muy elevadas, las células pueden ser incapaces de reparar los desperfectos, y pueden sufrir daños permanentes, o aún la muerte. Incluso así, muchas células pueden morir sin que el organismo en sí sufra graves consecuencias, ya que pueden ser reemplazadas. El problema es que si las células que sufren cambios permanentes logran dividirse, pueden dar lugar a células hijas anormales o mutaciones. En el peor de los casos, si estas células no son eliminadas por los mecanismos de reconocimiento como proteínas extrañas, pueden dar lugar a un cáncer.

A dosis más elevadas, las células deterioradas no pueden ser reemplazadas a velocidad suficiente como para que los tejidos y órganos ejerzan su función de forma adecuada, apareciendo los distintos grados de la enfermedad por radiación que describiremos más adelante.

Esta tiene un amplio espectro de manifestaciones, en dependencia fundamentalmente de las dosis de radiación recibidas, aunque también del estado previo del individuo, y de los cuidados que pueda este recibir. La mayor parte de los iones formados, lo son a partir de moléculas de agua, pues no en vano el agua es la molécula más abundante del organismo.

Las ondas radioeléctricas y sus agentes destructivos, los radicales libres, incrementan las concentraciones de calcio en el organismo, especialmente en el sistema nervioso central, el cerebro y el corazón. Se piensa que se produce una reducción de las concentraciones intracelulares de calcio (y posiblemente de las de magnesio). Estas variaciones afectan al crecimiento, la reproducción y división de las células, y a la comunicación de señales entre el exterior de la célula y el núcleo situado en el interior de la misma. El daño más severo a la célula resulta cuando se daña al ADN (ácido desoxirribonucleico), presente en el núcleo y que contiene todas las instrucciones para producir nuevas células. Este daño puede afectar al ADN de una molécula directamente, ionizándola y dañándola. Alternativamente, la radiación puede ionizar las moléculas de agua, produciendo radicales libres que reaccionan y dañan el ADN de las moléculas.

La célula activa una respuesta que le permite reparar este daño ocasionado por las radiaciones, ya sea de luz ultravioleta o ionizante o electromagnéticas, y en caso de que no pueda repararlo del todo induce su muerte por el mecanismo de la apoptosis.

Pero en algunos casos, si la radiación es excesiva, todos estos mecanismos, incluido el de inducción de muerte, se ven sobrepasados. La consecuencia de eso es la aparición de mutaciones en el ADN sin que la célula se muera. Por lo tanto, las radiaciones, pese a los esfuerzos de la célula por evitarlo, acaban teniendo un claro efecto mutagénico, aunque no sólo las radiaciones son las que pueden ocasionar una elevada tasa de mutación, ya que hay muchos productos químicos que también pueden alterar directamente el ADN o bien producir especies reactivas de oxígeno que serán, igual que en el caso de las radiaciones ionizantes, las encargadas de modificar la molécula de ADN. Estos productos químicos también son mutagénicos. En este sentido, es importante señalar la frecuencia cruzada de hipersensibilidad electromagnética y química.

Los efectos de las mutaciones dependerán de qué células son las que han resultado afectadas y de qué zona del ADN es la que se ha mutado. Si las mutaciones aparecen en las células progenitoras de la línea germinal éstas pasarán a los gametos y de éstos a la descendencia, dando lugar a enfermedades genéticas que serán heredadas de padres a hijos. Si volvemos al ejemplo de las explosiones nucleares, ahora sabemos que la mayor parte de la descendencia de los supervivientes tuvo graves enfermedades genéticas. El tipo de enfermedad dependerá del gen (secuencia de ADN que codifica por una proteína) que al azar ha sido mutado a causa de la exposición a las radiaciones. Si en cambio hablamos de mutaciones en células que no son de la línea germinal, como por ejemplo de la piel, neuronas, del hígado, del intestino, de la sangre..., una elevada tasa de mutación está directamente relacionada con el cáncer.

Otros daños

Los campos eléctricos y magnéticos artificiales pueden ejercer fuerzas sobre las partículas cargadas eléctricamente que se encuentran en los líquidos y tejidos, induciendo al desplazamiento de dichas cargas en el organismo, provocando corrientes eléctricas en él, generando así tensiones eléctricas orgánicas. Estas tensiones podrían interaccionar con los potenciales eléctricos de las membranas celulares; asimismo, podrían perturbar los intercambios que se producen entre las células y el medio exterior.

Las radiaciones electromagnéticas de muy baja frecuencia alteran el proceso evolutivo embrionario, provocando **anomalías morfogenéticas**; es decir, malformaciones del feto e incluso la muerte del embrión.

Hay también:

Alteración del pasaje de calcio por la membrana celular.

Cambios en la permeabilidad de la membrana hematoencefálica.

Pérdida de la capacidad citotóxica (destruir células invasoras) de los linfocitos.

Cambios en la actividad enzimática intracelular, lo que puede afectar la correcta reparación del daño en el ADN.

Al incidir un haz de radiación sobre un átomo, comunica a éste parte de la energía que aporta e induce sobre él una desestabilización capaz de producir tres tipos de resultados:

1. Una excitación, en la que un electrón de la corteza absorbe la energía recibida.

2. Una ionización, en la que un electrón adquiere suficiente energía para abandonar el campo de fuerzas del átomo, que queda cargado positivamente, por defecto, en forma de ion.

3. Una interacción nuclear, donde la radiación incide sobre el núcleo en el que desencadena posibles procesos radiactivos de fisión nuclear, emisión de rayos beta, etc.

4. Ionizaciones en las moléculas que componen las células, al separar electrones de los átomos de aquellas. Los iones formados pueden reaccionar con otras estructuras químicas cercanas de la célula, ocasionando daños. A bajas dosis, como las que se reciben diariamente procedentes de la radiación de fondo ambiental, las células reparan el daño con bastante rapidez. A dosis muy elevadas, las células pueden ser incapaces de reparar los desperfectos, y sufrir daños permanentes

Los tejidos humanos o animales están constituidos primariamente por moléculas, que a su vez se componen de átomos y una vez que un átomo ha sido ionizado o excitado, la molécula a la que pertenece se verá afectada. Si el átomo ha sido ionizado, algunos de las cadenas que enlazan a los átomos dentro de la molécula tenderá a interrumpirse, y la molécula, a su vez, o bien se rompe o bien se ve sustancialmente transformada. El agua, por ejemplo, que constituye sobre un 70% de nuestro cuerpo, puede verse transformada en radicales libres que de esta forma se vuelve altamente quimio-activa. La molécula puede, también, elevar su energía mediante excitación vibratoria o rotacional, lo que en último término se manifestaría como calor.

Si consideramos la influencia de este tipo de interacción cuando se actúa sobre tejidos vivos, podríamos decir que las radiaciones secundarias no deberían producir apenas daño. Sin embargo, el electrón entrante continuará su camino con su energía disminuida solo muy ligeramente (en una cantidad igual a la energía de excitación del átomo) y provocará nuevas interacciones aumentando así las probabilidades de causar daño.

Cuando los electrones sufren aceleración (modifican su velocidad) emiten radiación. Por ejemplo, las ondas electromagnéticas usadas para transmitir las emisiones de radio son creadas mediante la provocación de la oscilación de electrones, y de este modo, su aceleración. Esto origina las emisiones de radiaciones electromagnéticas; es decir, de fotones, y, también, la deflección del electrón.

9.7 Efectos en el cerebro

El espectro electromagnético se define como el mapa de posibles frecuencias de que disponemos para señales electromagnéticas. La existencia creciente de aparatos inalámbricos plantea problemas a la ciencia dado que, la emisión de señales inalámbricas contamina este espectro y los científicos que se dedican a captar y estudiar las señales electromagnéticas naturales, tanto de la Tierra como del espacio, ven sus daños.

Pero la nueva investigación difiere de los grandes estudios observacionales realizados hasta ahora. En el trabajo de Volkow, los científicos utilizaron imágenes cerebrales para medir cómo la radiación electromagnética afecta la actividad cerebral. Durante este trabajo, realizado en 2009, se les realizó a 47 participantes una tomografía por emisión de positrones (PET) que mide el metabolismo cerebral de la glucosa, un marcador de la actividad cerebral. Los sujetos utilizaron un teléfono móvil en cada oreja y pasaron por dos estudios de 50 minutos.

Durante uno de los estudios, los teléfonos móviles se apagaron, pero durante el otro, el de la oreja derecha se activaba para recibir una llamada de un mensaje grabado, a pesar de que el sonido se apagaba para evitar la estimulación auditiva.

El hecho de que el teléfono estuviera prendido o apagado no afectaba el metabolismo general del cerebro, pero las imágenes mostraban un 7% de aumento en la región que se encontraba más próxima a la antena.

El hallazgo fue estadísticamente significativo, dijeron los científicos, aunque agregaron que no era probable que la actividad pudiera asociarse con el calor del teléfono, porque ocurría cerca de la antena y no donde el teléfono tocaba la cabeza.

Pero nuestro organismo es capaz de regular esta temperatura, hasta cierto punto. Es por esto que se ha definido un indicador: el coeficiente de absorción específica (CAS), que traduce la cantidad de energía absorbida por unidad de tiempo y por unidad de masa, y se expresa en vatios por kilo (W / por Kg).

A partir de observaciones experimentales, se ha establecido un nivel de referencia de 4 W por Kg para la totalidad del cuerpo. Los efectos considerados indeseables, capaces de generar trastornos del comportamiento, se dan a una potencia muy elevada, equivalente a un CAS de 100 W / por Kg, es decir, quemaduras.

Los límites legales de exposición han sido calculados a partir del CAS de referencia. Por una cuestión de seguridad, se lo dividió en 50 para el gran público y en 10 para los trabajadores.

Al final, el CAS de un teléfono móvil y de todo aparato radioeléctrico de comunicación (teléfono de cable, por ejemplo), debe ser inferior a 0,08 W / por Kg para el cuerpo completo.

9.8 Un caso real

"Desarrollé EHS en 2008 después de la compra de una cortadora de césped de alta potencia y procedí a cortar mi granja de 12 acres en las siguientes tres semanas. A partir de la primera semana y en aumento hasta el final de la siega, desarrollé tres erupciones diferentes (la última en el pecho) que no estaban relacionadas con la siega. Fui a realizarme pruebas que mostraron que tenía niveles extremadamente altos de radiación, cáncer de mama y cantidades más pequeñas de cáncer de colon y de pulmón.

Como yo seguía con la siega, pensando que el problema no venía de allí, la enfermedad progresaba hasta que relacioné ambas circunstancias. La última vez que terminé de cortar el césped, descubrí una erupción en mi esternón, justo en el área del timo (el timo es la glándula que procesa la radiación en el cuerpo) que era igual que las otras erupciones. Cogí el medidor de gauss y probé la podadora. La medición sobrepasó la capacidad de lectura del aparato.

Mi cáncer avanzó en varios puntos en los próximos dos años incluyendo el cerebro, la linfa y los huesos. En mi búsqueda frenética para encontrar soluciones, llegué al convencimiento de que yo era capaz de vencer la enfermedad, pero no podía evitar recordar que todo estaba originado por la exposición continua a los campos magnéticos. Aunque ahora todavía no he llegado al 100% en mi curación, me siento muy bien la mayor parte del tiempo y tengo ilusión por mi vida. Sigo mejorando y encuentro avances notorios en mi salud, aunque todavía tengo que ser muy cauteloso en presencia de ambientes, incluso moderados en radiación EMF, y constantemente pruebo con detectores cuando estoy lejos de casa".

"Síntomas que padecí:

Varias erupciones casi como una quemadura de sol sólo ligeramente visible, muy sensible al tacto, ligeramente picante, y hormigueo.

Un resplandor rojo por encima de las cejas y el puente de la nariz.

Una erupción que es diferente de las demás y que llegó desde la mejilla al hueso, coincidiendo con el lado en el cual solía utilizar el teléfono.

Hipersensibilidad a toda radiación -eléctrica, magnética, inalámbrica, microondas e ionizante.

Ganglios linfáticos de repente inflamados y doloridos (en presencia de fuentes de radiación).

Durante la exposición electromagnética, cuando estaba a punto de quedarme dormido, experimenté un destello sorprendente de luz muy brillante que parecía una descarga eléctrica en el cerebro y mi cuerpo se sacudió. Esto ocurrió durante unas semanas y luego se disipó cuando la radiación comenzó a abandonar mi cuerpo.

Realmente tuve graves dificultades para pensar, algo que todavía experimento cuando estoy alrededor de la tecnología inalámbrica.

Síntomas similares a apoplejía, donde el lado derecho de mi cuerpo era débil (duraron varios meses) y dos veces mi cerebro parecían "irse de vacaciones" durante 3-4 horas.

Depresión y una sensación muy desesperada

Vista en serio declive

Ritmo cardíaco muy rápido

Episodios de miedo inexplicable y ansiedad

Pequeñas protuberancias duras que surgieron a raíz de una sensación ligera en mis brazos (inicialmente con el manejo de la podadora, pero continuaron como una erupción de hipersensibilidad a la radiación de teléfonos inalámbricos y el router del ordenador y las EMF procedentes de las encimeras de granito hasta que los eliminé de mi entorno)

Una presión creciente detrás de mi ojo derecho.

Recomiendo a todas las personas que tengan alguno o varios de mis síntomas, que averigüen dónde están las fuentes de radiación EMF en todo momento y eviten su manejo mediante el uso de detectores y luego asegurarse de que su casa, el trabajo y en cualquier otro lugar en donde pase mucho tiempo, esté libre de radiaciones EMF".

9.9 La comunicación celular

El desorden y finalmente el caos, en que se ve envuelto todo el sistema celular del organismo y en especial en cuanto a las células que componen el sistema nervioso e inmunitario, a causa de las frecuencias electromagnéticas, son el eje alrededor del cual gira todo el proceso mórbido.

Aunque **inicialmente apenas es percibido, dada la gran capacidad de regeneración que tienen las células**, con el tiempo el problema comienza a dejar señales físicas notorias; aunque los médicos habituales, apenas instruidos en estas patologías, no relacionan los síntomas con la causa real.

Aunque disponemos de organismos multicelulares, cada una de las células individuales debe cumplir con sus funciones propias dentro de un todo, siendo de gran importancia la capacidad de transmitir, recibir y responder adecuadamente a la multitud de señales que les permite comunicarse e interrelacionar funcionalmente entre sí. Estas señales son fundamentalmente químicas, pero generadas por los impulsos eléctricos.

La comunicación endocrina se lleva a cabo en las células somáticas, mientras que la comunicación paracrina se produce entre células que se encuentran relativamente cercanas mediante determinados mensajeros como citocinas, factores de crecimiento, neurotrofinas, prostaglandinas, tromboxanos, histamina y leucotrienos.

La comunicación autocrina es la que establece una célula consigo misma a través de los neurotrasmisores.

Donde también afectan las radiaciones electromagnéticas es en la comunicación nerviosa, o comunicación celular electroquímica, que se realiza entre las células nerviosas -precisamente en la hendidura que separa ambas neuronas-, mediante los neurotransmisores encargados de transmitir la información.

9.10 Estudios

Rigmor y John Lind, ofrecen un compendio de unos 400 estudios de casos sensibles al electromagnetismo, donde las personas han declarado que padecen una sensibilidad eléctrica y cuáles son los síntomas. Desgraciadamente, como dice el Dr. Martin Blank, los estudios financiados por la industria han sido manipulados para que la gente dude de los efectos biológicos adversos. Sin embargo existe una prueba significativa, sobre todo en el análisis del Informe BioInitiative que aporta datos más completos hasta la fecha, de las pruebas de este daño biológico.

Conclusiones BioInitiative 2012

En general, estos 1.800 nuevos estudios informan de la transcripción de genes anormales:

genotoxicidad y daños en el ADN de una sola y de doble cadena;

proteínas de estrés, condensación de la cromatina y pérdida de la capacidad de reparación del ADN en las células madre humanas;

reducción de captadores de radicales libres -en particular de melatonina;

neurotoxicidad en humanos y animales;

carcinogenicidad en seres humanos;

serios impactos en la morfología de los espermatozoides humanos y animales y su función; efectos sobre el comportamiento de la descendencia;

y efectos sobre el cerebro y el desarrollo del hueso craneal en la descendencia de los animales que están expuestos a la radiación del teléfono móvil durante el embarazo.

9.11 Observaciones clínicas relacionadas

En la mayoría de los afectados se encuentran: cambios en la respiración, cambios de la frecuencia cardíaca, dilatación de la pupila, transpiración o falta de ella, debilidad muscular, dificultades de la agudeza visual, habla o de escritura, pérdida del conocimiento, convulsiones.

Otros síntomas subjetivos relacionados con sensibilidades eléctricas incluyen: somnolencia, malestar general y dolor de cabeza, cambios de humor, llanto y dolor en los ojos, falta de concentración, vértigo, tinnitus o acúfenos, entumecimiento y hormigueo, náuseas y flatulencia, convulsiones, sensibilidad al ruido, alteración del apetito, alteraciones visuales, inquietud, rubor.

CAPÍTULO 10
Datos médicos

Los sistemas biológicos del corazón, el cerebro y el intestino, dependen de las acciones de cooperación de las células que funcionan según los principios de las oscilaciones biológicas unidas por su sincronía, y dependen en parte de las señales que proceden del medio ambiente a niveles infinitamente pequeños. La clave para la sincronización es la acción conjunta de las células que cooperan eléctricamente, que unen las poblaciones de osciladores biológicos en pareja en grandes conjuntos y se sincronizan de forma espontánea. Las oscilaciones biológicas sincrónicas en las células (células marcapasos) pueden romperse mediante señales ambientales artificiales, exógenas, lo que resulta en la desincronización de la actividad neuronal que regula las funciones críticas (incluyendo el metabolismo) en el cerebro, el intestino y el corazón y los ritmos circadianos que regulan los ciclos de sueño y de las hormonas. El cerebro contiene una población de osciladores con frecuencias naturales distribuidas, que tiran unas de otras en sincronía (las células marcapasos circadianas). Según Strogatz "los ritmos pueden ser alterados por una amplia variedad de agentes y estas perturbaciones alteran gravemente el rendimiento del cerebro".

Los organismos son bioquímicamente dinámicos y están sometidos continuamente a las condiciones variables en el tiempo, tanto por la conducción extrínseca desde el medio ambiente, como por los ritmos intrínsecos generados por los relojes móviles especializados dentro del propio organismo. Algunos ejemplos relevantes de estos últimos son el marcapasos ubicado en el nodo sinusal en los corazones de mamíferos y el reloj circadiano en el núcleo supraquiasmático, en los cerebros de mamíferos. Estos generadores de ritmo se componen de miles de células de reloj que son intrínsecamente diversas, pero sin embargo logran funcionar en un estado oscilatorio coherente.

10.1 Trastorno autoinmune

La teoría autoinmune es ahora la más aceptada para explicar la hipersensibilidad electromagnética, pues aunque otras comienzan a ser consideradas con el mismo interés, tiene una gran similitud con otras enfermedades causadas por un sistema inmunitario caótico.

Para comprender lo que ocurre cuando una persona tiene un fallo del sistema inmunitario, primero es necesario conocer algo acerca de cómo funciona el sistema inmunológico saludable.

El sistema inmunológico -una red compleja de células y órganos especializados- defiende al cuerpo contra los ataques invasores "exteriores," tales como bacterias, virus, hongos y parásitos, estén vivos o atenuados en forma de vacunas. Lo hace buscando y destruyendo a los extraños a medida que se introducen en el cuerpo y lo hace mediante los antígenos. Parece sencillo, pero es muy complejo, presentando una enorme diversidad y una especificidad extraordinaria a la vez. Puede reconocer millones de moléculas exteriores distintivas y producir sus propias moléculas y células que correspondan y contrarresten cada una de ellas. A fin de dejar espacio para suficientes células que correspondan a los millones de posibles invasores exteriores, el sistema inmunológico almacena sólo unas cuantas células para cada antígeno específico. Cuando aparece un antígeno, esas células específicamente pareadas son estimuladas para que se multipliquen hasta convertirse en un ejército a gran escala. Posteriormente, para evitar que este ejército se propague descontroladamente, entran en juego mecanismos poderosos para suprimir la respuesta inmunológica.

Las células T, llamadas así porque son elaboradas en la glándula timo, parecen desempeñar un papel especialmente importante en la esclerosis múltiple y otras enfermedades autoinmunes. Recorren continuamente todo el cuerpo, patrullándolo para detectar a invasores externos. A fin de reconocer a cada antígeno específico y responder a cada uno de ellos, la superficie de cada célula T lleva moléculas receptoras especiales para determinados antígenos.

Las células T contribuyen a las defensas del cuerpo de dos formas principales: las **células T reguladoras** que ayudan a organizar el complejo sistema inmunológico, por ejemplo, ayudando a otras células a fabricar anticuerpos, unas proteínas programadas para que correspondan a un antígeno específico de forma muy similar a como una llave corresponde a una cerradura. Los anticuerpos interactúan típicamente con los antígenos circulantes, tales como las bacterias, pero son incapaces de penetrar en células vivas. Entre las principales células T reguladoras figuran las células conocidas como coadyuvantes (o inductoras), esenciales para activar las defensas del cuerpo contra sustancias externas. Otra subserie de células T reguladoras actúa para desconectar o suprimir varias células del sistema inmunológico, cuando han cumplido su objetivo.

Las **células T destructoras**, por otra parte, atacan directamente a las células del cuerpo enfermas o dañadas ligándose a ellas y bombardeándolas con productos químicos letales llamados citocinas. Puesto que las células T pueden atacar a las células directamente, deben de poder discriminar entre células "propias" (las del cuerpo) y células "no propias" (invasores exteriores). Para permitir al sistema inmunológico distinguir a las células propias, cada célula del cuerpo lleva moléculas identificadoras en su superficie. Las células T susceptibles de reaccionar contra las células propias son eliminadas comúnmente antes de salir de la glándula timo; las células T restantes reconocen los marcadores moleculares y coexisten pacíficamente con los tejidos del cuerpo en un estado de autotolerancia. Cuando esta selección se altera, básicamente por factores externos como las radiaciones, surge la enfermedad autoinmune.

Como hemos explicado, las citoquinas regulan las células inmunes, incluyendo las células T, los principales responsables en el ataque inmune que se inicia en el cerebro y la médula espinal cuando existe EHS (Hipersensibilidad electromagnética). Ciertos linfocitos T (las células T reguladoras) tienen el poder para desactivar el ataque inmune, pero no hay evidencia de disfunción de estas células (sí en las células destructoras) en la EHS, aunque la interleucina-2-alfa está implicada en otras enfermedades autoinmunes, como la diabetes tipo 1.

En las enfermedades autoinmunológicas, se intenta demostrar que la tregua o la paz existente entre el sistema inmunológico y el cuerpo queda perturbada cuando el sistema inmunológico parece identificar erróneamente los tejidos propios del cuerpo como tejidos no propios y declara la guerra contra la parte del cuerpo (por ejemplo la mielina) que ha dejado de reconocer. Las razones por las cuales esta alteración se centra en el tejido nervioso no han sido explicadas, como tampoco ha quedado explicado cómo es posible que el sistema orgánico encauce su propia autodestrucción, en lugar de seguir la ley natural de la autorregulación.

Esta creencia de que la hipersensibilidad electromagnética sea también una enfermedad autoinmune (o que la desencadene), en el cual el sistema inmune ataca a diversas zonas del cuerpo, se basa en el concepto de la entropía, esto es, la capacidad de un organismo de entrar en el caos y no ser capaz de regenerarse, algo que no existe en casi ningún ser orgánico. Si como sabemos, todos los organismos vivos tienden por una ley natural hacia la autorregulación, hacia el equilibrio orgánico, resulta difícil admitir que desencadene una entropía que le conduzca hacia su propia destrucción. Ni siquiera las células cancerosas tienen esa actitud, ya que solamente pretenden su propia supervivencia. En cualquier proceso degenerativo y enfermedad, el organismo empieza inmediatamente a regularse y a poner en marcha todos los mecanismos que le conduzcan de nuevo al restablecimiento de la energía.

Por eso, ahora admitimos que **las enfermedades se resuelven solamente con las propias defensas y la homeostasis**, aunque el tratamiento médico puede lograr que este proceso de reparación sea más eficaz y rápido. En ocasiones, y esto es quizá lo que ocurre en la EHS, el propio tratamiento sintomático, basado en los analgésicos y los ansiolíticos, bloquea esta acción, y aunque existan mejoras aparentes que permiten que el enfermo pueda llevar una razonable vida social, a la larga la enfermedad no se resuelve y avanza inexorablemente.

Paradoja científica que nos demuestra que **el mismo elemento que se emplea para mitigar la enfermedad, terminando impidiendo su curación**.

10.2 Alteración cuántica

No menos plausible es la alteración del patrón **energía**. En este supuesto es posible que una parte de la energía corporal no pueda utilizarse para producir un trabajo y el grado de desorden que se dan en algunas células que integran el cuerpo provoca alteraciones en cadena de forma irreversible, salvo que se restauren los patrones energéticos. La medicina cuántica podría resolver esta desarmonía energética y a ella dedicaremos un estudio.

El cuerpo humano es un cuerpo biofísico que se rige por las leyes de la física, y como tal se reajusta continuamente para mantener su equilibrio y bienestar. La salud es una prueba del estado de bienestar que resulta como consecuencia de poseer los niveles adecuados de energía, inteligencia biológica y organización.

La segunda ley de la termodinámica nos dice que las diferencias entre un sistema y sus alrededores tienden a igualarse y que ningún sistema energético es capaz de subsistir sin otra energía exterior. Ello nos lleva a la conclusión de que **este tipo de enfermedad tiene que estar relacionado de algún modo con un proceso o elemento exterior**, y no es una consecuencia de una pura alteración interna.

Así mismo, la Medicina Sistémica explica esta enfermedad como un estado de baja o alteración de la energía, aunque también postula que interviene una disminución de la inteligencia biológica (los mecanismos reguladores), una baja organización o desorden que lleva a la entropía (caos). Pero como todo proceso físico de autodestrucción inicial, revertir este estado de desorden conocido como enfermedad podría ser posible.

No hay otra manera de recuperar totalmente la salud, como no sea a través del uso de tratamientos que logren la concordancia entre los tejidos y sistemas orgánicos, y su armonización con la energía exterior.

10.3 Efectos beneficiosos

No obstante, la tecnología EMF (radiación electromagnética) ha demostrado ser eficaz en la curación de los huesos, la reparación de heridas y la regeneración neuronal. En términos de aplicación clínica, los EMF confieren protección contra la hipoxia y ayudan a la función miocárdica y la supervivencia.

Teniendo en cuenta estos resultados, estamos particularmente interesados en la importancia de las investigaciones sobre los efectos benéficos del uso de los dispositivos de campos electromagnéticos.

10.4 Bioefectos perjudiciales

Estos efectos se producen a niveles muy bajos de exposición a los campos electromagnéticos y las radiaciones de radiofrecuencia. Los Bioefectos pueden ocurrir en los primeros pocos minutos a niveles asociados con la célula y el uso del teléfono inalámbrico. También pueden producirse a partir de tan sólo unos minutos de exposición a los mástiles de telefonía móvil (torres móviles), wifi y elementos inalámbricos que producen la exposición de todo el cuerpo. Las exposiciones crónicas pueden resultar en una enfermedad.

Efectos biológicos de exposición crónica.

Muchos de estos efectos biológicos se pueden presumir que resulten con efectos adversos para la salud si las exposiciones son prolongadas o crónicas. Esto es debido a que interfieren con los procesos normales del cuerpo (perturbar la homeostasis), problemas a partir de un ADN dañado, producir desequilibrios del sistema inmunológico, trastornos del metabolismo y resistencia disminuida a las enfermedades a través de múltiples vías. Aunque los procesos esenciales del cuerpo pueden evitar los daños desactivando las tensiones externas incesantes, a la larga conducen a un deterioro generalizado de las funciones metabólicas y reproductivas.

Bajos niveles de exposición se asocian con efectos biológicos.

Al menos cinco nuevos estudios en torres de telefonía han denunciado los efectos biológicos en el rango de 0,003 a 0,05 mW / cm2 en niveles más bajos que los reportados en 2007 (0,05 a 0,1 uW / cm2), rango por debajo del cual, en 2007, no se observaron efectos.

Los investigadores refieren dolores de cabeza, dificultades de concentración y problemas de conducta en niños y adolescentes; trastornos del sueño, dolores de cabeza y problemas de concentración en adultos. Las normas de seguridad pública son 1.000 - 10.000 o más veces mayor que los niveles detectados ahora en los estudios de estaciones de telefonía móvil que pueden causar efectos biológicos.

Pruebas para fertilidad y reproducción. Efectos en el esperma de los seres humanos y su AND.

Los espermatozoides humanos son dañados por la radiación del teléfono móvil a muy bajas intensidades.

Hay una verdadera avalancha de nuevos estudios que informaron del **daño espermático en los seres humanos** y los animales, lo que lleva a preocupaciones importantes para la fertilidad, la reproducción y la salud de la descendencia. Los niveles de exposición son similares a los que resultan de llevar un teléfono móvil en el cinturón o en el bolsillo del pantalón, o el uso de un ordenador portátil inalámbrico en el regazo. Los espermatozoides carecen de la capacidad de reparar el daño del ADN.

Los estudios de los espermatozoides humanos muestran alteración genética (ADN) por mantener los teléfonos móviles en modo de espera y el uso del ordenador portátil inalámbrico. El deterioro de la calidad del esperma, la motilidad y la viabilidad, se producen con exposiciones de 0.00034 uW / cm2 a 0,07 uW / cm2 con una reducción resultante en la fertilidad masculina humana.

Varios laboratorios internacionales han replicado los estudios que muestran efectos adversos en la calidad del esperma, la motilidad y la patología en los hombres que los utilizan y en particular los que usan un teléfono móvil, PDA o buscapersonas en el cinturón o en un bolsillo. Los estudios en animales han demostrado estrés oxidativo y daño en el

ADN, cambios patológicos en los testículos de los animales y otros daños perjudiciales para la línea germinal masculina.

Hay menos estudios en animales que hayan estudiado los efectos de la radiación del teléfono móvil sobre los parámetros de fertilidad femenina. No obstante, en 2012 un informe advirtió que había una disminución del desarrollo ovárico y el tamaño de los ovarios, y la muerte prematura de las células de los folículos ováricos y otras células en ratas expuestas a teléfonos puestos en stand-by (recepción de llamadas, pero que no transmiten), causando una disminución en el número de folículos ováricos en las crías que nacen de estas hembras expuestas. Magras y Xenos (1997) informaron de infertilidad irreversible en ratones después de cinco generaciones de exposición a la RFR en el teléfono móvil o exposición a torres de menos de un microvatios por centímetro cuadrado (mW / cm2).

Pruebas de que los niños son más vulnerables

Hay buena evidencia que sugiere que muchas exposiciones tóxicas para el feto y el niño muy pequeño tienen consecuencias especialmente perjudiciales en función de producirse durante las fases críticas de crecimiento y desarrollo, cuando estas exposiciones pueden sentar las semillas de daños en la salud que se desarrollará incluso décadas después. Existen límites de seguridad pública para controlar las radiaciones, en particular para los jóvenes (embrión, feto, neonato, niño muy pequeño). Sin embargo, el

Panel Presidencial del Cáncer (2010) encontró que **los niños tienen un riesgo especial debido a su menor masa corporal y el desarrollo físico rápido**, los cuales aumentan su vulnerabilidad a los agentes carcinógenos conocidos, incluyendo radiación.

La Academia Americana de Pediatría, en una carta al congresista Dennis Kucinich fechada el 12 de diciembre de 2012 dijo: "Los niños se ven desproporcionadamente afectados por la exposición ambiental, incluyendo la radiación del teléfono móvil. Las diferencias en la densidad ósea y la cantidad de líquido en el cerebro de un niño en comparación con el cerebro de un adulto, podría permitir que los niños absorban cantidades mayores de energía RF más profundamente en sus cerebros que los adultos. Es esencial que las nuevas normas para los teléfonos móviles u otros dispositivos inalámbricos se basen en la protección de las poblaciones más jóvenes y más vulnerables para asegurar que estén salvaguardadas a través de sus vidas".

La exposición fetal (en el útero) y los primeros años a la radiación del teléfono móvil y las tecnologías inalámbricas, en general pueden ser un factor de riesgo para la **hiperactividad**, trastornos y problemas de conducta en la escuela.

Los efectos sobre el feto en desarrollo en el útero a la radiación del teléfono móvil se han observado en dos estudios en humanos y animales desde 2006, encontrándose que los niños nacidos de madres que usaron teléfonos móviles durante el embarazo desarrollan más **problemas de conducta** con el tiempo, en comparación con aquellos cuyas madres no usan teléfonos móviles durante el embarazo. Los niños cuyas madres usaron teléfonos móviles durante el embarazo tenían un 25% más problemas emocionales, un 35% más hiperactividad, 49% más problemas de conducta y el 34% más de problemas con los compañeros.

Se necesitan medidas de sentido común para limitar estas radiaciones en estas poblaciones, especialmente en relación con exposiciones evitables como incubadoras que se pueden modificar, y educando a la madre embarazada con respecto a los ordenadores portátiles, teléfonos móviles y otras fuentes electromagnéticas.

La exposición a todo el cuerpo a causa de las estaciones base y wifi, el uso de ordenadores portátiles inalámbricos, uso de incubadoras para los recién nacidos con niveles excesivamente altos de ELF-EMF, ocasionan alteración de la frecuencia cardiaca y bajos niveles de melatonina en recién nacidos, y la exposición del feto a la RMN (Resonancia magnética nuclear) en la madre embarazada, supone una mayor susceptibilidad a leucemia y asma en el niño.

Autismo y otros

Los niños con problemas neurológicos existentes que incluyen el aprendizaje, la atención, la memoria o problemas de comportamiento, deben en lo posible disponer de elementos electrónicos por cable (no inalámbrico), tanto en el salón, como en el dormitorio.

Las aulas de educación especial deben evitar los dispositivos inalámbricos con objeto de reducir los factores de estrés evitables que pueden impedir el progreso social, académico y de comportamiento. Todos los niños deben ser protegidos del estrés fisiológico ocasionados por las redes inalámbricas en las aulas, o del hogar.

Los distritos escolares que ahora están considerando seriamente la instalación de redes totalmente inalámbricas en los ambientes de aprendizaje, deben ser fuertemente advertidos de que los entornos cableados son propensos a ofrecer mejores condiciones de enseñanza y aprendizaje, y con ellos se evitarían posibles consecuencias adversas para la salud de los estudiantes y los profesores a largo plazo.

Existe evidencia científica suficiente para justificar la selección de cable a internet, aulas cableadas y dispositivos de aprendizaje por cable, en lugar de hacer un compromiso costoso y potencialmente perjudicial para la salud mediante los dispositivos inalámbricos que fácilmente pueden ser sustituidos.

Muchos expertos consideran que los procesos fisiológicos y los comportamientos con discapacidad en las personas con trastornos del espectro autista, se parecen mucho a los relacionados con los efectos biológicos y de salud de la exposición a las radiaciones

10.5 Alteraciones genéticas

Los biomarcadores e indicadores de la enfermedad y sus síntomas clínicos, tienen sorprendentes similitudes. En términos generales, estos tipos de fenómenos pueden caer en una o más de varias clases:

a) la alteración de genes o la expresión de genes,

b) la inducción de cambios en el cerebro o el desarrollo orgánico,

c) alteración de los fenómenos modulatorios de la función sistémica y cerebral durante toda la vida (que puede incluir fisiopatología sistémica, así como cambios basados en el cerebro),

y d) evidencia de alteración funcional en áreas como el comportamiento, la interacción social y la atención.

Muchos estudios científicos durante cuatro décadas apuntan a los efectos biológicos graves y daños a la salud de los CEM y RFR. Estos estudios mencionan:

Genotoxicidad,

Daño de una sola o la doble cadena de ADN,

condensación de la cromatina,

pérdida de la capacidad de reparación del ADN en las células madre humanas, reducción de los captadores de radicales (sobre todo la melatonina),

transcripción del gen anormal,

neurotoxicidad,

carcinogenicidad,

daño a la morfología de los espermatozoides y la función,

efectos sobre el comportamiento,

y efectos sobre el desarrollo del cerebro en el feto de madres humanas que utilizan teléfonos móviles durante el embarazo.

La exposición del teléfono móvil se ha relacionado con el desarrollo del cerebro fetal alterado y el comportamiento (TDAH). La reducción de los riesgos para la salud en las embarazadas comienza en las primeras etapas del desarrollo embrionario y fetal, y hay que potenciarla en el bebé y el niño muy pequeño en comparación a los adultos, y no olvidarla en los jóvenes (por la maduración del cerebro y del sistema nervioso) hasta cumplir los 20 años. Los factores de riesgo, una vez establecidos en las células, o en los cambios epigenéticos en el genoma, pueden tener consecuencias graves y de por vida para la salud o enfermedad de cada individuo.

Todas las condiciones ambientales pertinentes, incluidas los CEM y RFR, pueden degradar el genoma humano y deteriorar la salud y el desarrollo de las especies, incluyendo al hombre normal.

La consecuencia de ignorar la evidencia clara de los riesgos de salud a gran escala en las poblaciones mundiales, cuando los factores de riesgo son en gran parte evitables o prevenibles, es un riesgo demasiado alto evitable.

Con la epidemia de autismo (ASD) poniendo el bienestar de los niños y sus familias en peligro, a razón de una familia cada 88, y sigue aumentando cada año, no podemos darnos el lujo de ignorar este acervo probatorio.

El público necesita saber que existen estos riesgos, que la transición a la tecnología inalámbrica no debe hacerse sin precauciones, y que el esfuerzo a realizar para minimizar las exposiciones no es alto.

No se trata de impedir el necesario avance de la tecnología, sino de prevenirnos contra sus inconvenientes, del mismo modo que se hizo anteriormente con la energía eléctrica, el automóvil y el uso de los medicamentos.

10.5 Daños en las barreras orgánicas

La acreditación de una barrera protectora que impide el flujo de toxinas en el tejido cerebral sensible, es ya universalmente aceptada. El aumento de la permeabilidad de esa barrera causada por el teléfono móvil puede resultar en daño neuronal. Muchos estudios muestran que las exposiciones de muy baja intensidad pueden afectar la barrera hematoencefálica, aunque la mayoría son estudios en animales.

Resumiendo la investigación, es probable que las emisiones no térmicas de los teléfonos móviles y las estaciones base tengan efectos sobre la biología. Una sola exposición de 2 horas a la radiación del teléfono móvil puede resultar en una alteración y 50 días después de la exposición, el daño neuronal puede ser ya visto, y un poco de tiempo después también hay pérdida de albúmina.

Los niveles de emisión RFR necesarios para afectar la acreditación han demostrado ser tan bajos como 0.001 W / kg, o menos, cuando se porta un teléfono móvil en la mano. La norma estadounidense FCC admite 1,6 W / kg y la norma ICNIRP es de 2 W / kg de energía (SAR) en el tejido cerebral por el uso del teléfono móvil / inalámbrico. Por lo tanto, los efectos perjudiciales se producen alrededor de 1000 veces más bajos a los límites que se permiten en los Estados Unidos.

Si la barrera sangre-cerebro es vulnerable y hay entonces un permanente daño a las exposiciones inalámbricas, entonces quizá deberíamos también estar buscando en la barrera hemato-ocular (que protege los ojos), la barrera hemato-placenta (que protege al feto en desarrollo), la barrera sanguínea del intestino (que protege la digestión y la nutrición adecuada), y la barrera sangre-testículos (que protege a los espermatozoides en desarrollo), para ver si ellos también pueden ser dañados por la RFR.

Las pruebas de apoyo vienen también de la localización anatómica del tumor a la zona más expuesta del cerebro, la exposición acumulativa en horas y tiempo de latencia que se suman a la relevancia biológica de un mayor riesgo. Además, hay cálculos de riesgo basados en la dosis absorbida estimada que dan fuerza a las conclusiones.

Aunque no hay base firme para concluir que los RF (radio frecuencia) y CEM (campos electromagnéticos) son bioactivos y tienen un potencial de causar impactos en la salud, hay un patrón consistente de mayor **riesgo de glioma y de neuroma acústico asociado al uso de los teléfonos móviles e inalámbricos.** Estos datos están basados principalmente en los resultados de los estudios del grupo de Hardell y los resultados del estudio final de Interphone. La evidencia epidemiológica es que los RF-EMF deben ser clasificados como un carcinógeno humano potencial.

10.6 Disparadores de la hipersensibilidad eléctrica

El Dr. William Rea ha compartido ideas sobre la hipersensibilidad eléctrica obtenida después de casi treinta años de trabajar con enfermos afectados por el medio ambiente. Su conclusión es que los seres humanos son como antenas con diferentes niveles de sensibilidad, y la búsqueda de lugares –o modos- seguros para las personas sensibles, debe ser una prioridad.

Se ha observado una alta correlación con la sensibilidad a los metales como el zinc, cobre, acero inoxidable, titanio, molibdeno, manganeso y magnesio, presentes en los implantes metálicos, empastes dentales, mandíbulas metálicas, articulaciones de los hombros, etc., que contribuirán a la sensibilidad eléctrica, ya que actúan como antenas.

Subrayando la relación sinérgica entre los diferentes tipos de exposición ambiental, el Dr. Rea comentó que el 80-90% de los ES está precedido por la Sensibilidad Química Múltiple (SQM), siendo la exposición a plaguicidas el iniciador en el 80% de los pacientes atendidos.

10.7 Pozos de gas natural

Un área de creciente preocupación es la exposición química de fracking asociada a los pozos de gas natural. *Fracking* es un término anglosajón para referirse a la técnica de fracturación hidráulica para la extracción de gas no convencional. Consiste en la extracción de gas natural mediante la fracturación de la roca madre (pizarras y otros). Para extraer el gas atrapado en la roca se utiliza una técnica de perforación mixta: en primer lugar se perfora hasta 5.000 metros en vertical y después se perfora varios kilómetros en horizontal (2 a 5). Entonces se inyecta agua con arena (98%) y una serie de aditivos químicos (2%) a gran presión. Esto hace que la roca se fracture y el gas se libere y ascienda a la superficie a través del pozo. El proceso se repite a lo largo de la veta de roca rica en gas. Parte de la mezcla inyectada vuelve a la superficie (entre un 15 y un 85 %).

El Dr. Rea está convencido de que lo que está en la línea de gas está presente en el aire alrededor del pozo de gas y está siendo inhalado por los ocupantes dentro de la zona de fractura hidráulica. Él lo atribuye a la utilización de ácido clorhídrico en combinación con productos químicos tóxicos en el líquido fracking. Esto se puede confirmar a través de un análisis del aliento que se realiza en los pacientes de la clínica. En otras palabras, se pueden detectar sustancias químicas fracking específicas en el aliento exhalado de los pacientes que viven en zonas de fractura hidráulica. Los datos avalan que es la segunda causa más frecuente de sensibilidad eléctrica/química en los pacientes que ha visto en su clínica.

Cuatro principales desencadenantes de Sensibilidad Eléctrica:

La exposición a pesticidas, hongos y micotoxinas

Fracking de perforación de gas natural

Formaldehído

Tecnología, tales como la exposición ocupacional a altos niveles de campos electromagnéticos.

10.8 Disruptores endocrinos (EDC)

En marzo de 2012, el Parlamento Europeo publicó una declaración escrita pidiendo el reconocimiento de la sensibilidad química múltiple (SQM) y la electrohipersensibilidad (EHS) en la Clasificación Estadística Internacional de Enfermedades y Problemas Relacionados con la Salud (CIE).

Esta petición estaba basada en que los productos químicos disruptores endocrinos EDC creados en su mayoría por el hombre, y que se encuentran en diversos materiales tales como pesticidas, metales, aditivos o contaminantes en los alimentos, y productos de cuidado personal, afectan a la salud. Los EDC han sido sospechosos de estar asociados con la función reproductiva alterada en hombres y mujeres; aumento de la incidencia de cáncer de mama, patrones de crecimiento anormales y retrasos del desarrollo neurológico en los niños, así como cambios en la función inmune.

La exposición humana a los EDC se produce a través de la ingestión de alimentos, el polvo y el agua, a través de la inhalación de gases y partículas en el aire, algunas de las cuales penetran a través de la piel. También pueden ser transferidos de la mujer embarazada al feto o al niño a través de la placenta y la leche materna. Las mujeres embarazadas y los niños son las poblaciones más vulnerables y el efecto de la exposición pueden no ser evidentes hasta más adelante en la vida. La investigación también muestra que puede aumentar la susceptibilidad a las enfermedades no transmisibles.

Datos

El trabajo se basa en el hecho de que los sistemas endocrinos son muy similares entre las especies de vertebrados y que los efectos endocrinos se manifiestan de forma independiente de las especies. De especial preocupación son los efectos sobre el desarrollo temprano de los seres humanos y la vida silvestre, ya que estos efectos son a menudo irreversibles y pueden no ser evidentes hasta más tarde en la vida.

Debido a que las hormonas sexuales y las hormonas tiroideas son principales determinantes del desarrollo y la función del sistema reproductivo, sistema nervioso central y sistema inmunológico, gran parte de la investigación experimental hasta la fecha se ha centrado en los efectos sobre las hormonas y sus tejidos diana.

Se demuestran claramente efectos adversos en los seres humanos después de la exposición al medio ambiente contaminado, a los productos químicos (tales como incidentes de envenenamiento), y aunque los datos a la exposición electromagnética son mucho menos claros, ahora se les considera al mismo nivel que los anteriores.

Se le atribuyen, entre otros, infertilidad o disminución del cociente intelectual, con un gran impacto en la salud general de las poblaciones grandes.

Los estudios llevados a cabo en diferentes momentos y lugares, y bajo supervisión imparcial, han demostrado:

Reproducción

La posibilidad de que la exposición ambiental a sustancias químicas pueda afectar a la reproducción humana, no es nueva. Sin embargo, la hipótesis de que productos químicos ambientales que actúan como EDCs podrían ser agentes causales de los cambios en la población basada en las tendencias de salud reproductiva, es relativamente reciente. Aunque el enfoque principal hasta la fecha ha sido en la salud reproductiva masculina, en esta revisión se contempla también la reproducción femenina.

En particular, un enlace se hizo entre eventos de desarrollo que podrían resultar en la disminución de los espermatozoides -conteo / calidad- y una mayor incidencia de cáncer testicular, criptorquidia, y en el tracto reproductivo masculino malformaciones, como hipospadias (apertura anómala de la uretra). Esto podría conducir al síndrome de disgenesia testicular (desarrollo incorrecto) que podría resultar en la interrupción del desarrollo gonadal durante la vida fetal.

Aunque la vinculación de la evidencia de tales efectos con la exposición humana a productos químicos es muy débil o inexistente, el tratamiento de animales de experimentación con ciertos productos químicos durante momentos críticos de desarrollo del sistema reproductivo, puede resultar en déficits del tipo propuesto por la hipótesis.

10.9 Neurocomportamiento

El sistema nervioso juega un papel integrador junto con los sistemas endocrino e inmunológico en orquestar importantes funciones fisiológicas del cuerpo. Estas integradoras funciones son críticas para el desarrollo normal, las funciones cognitivas, y el comportamiento.

Un número de sustancias químicas ambientales (incluyendo EDCs potenciales) han demostrado que causan efectos neurotóxicos. Se han observado efectos sobre la salud que van desde alteraciones motoras y pérdida de la memoria, a los cambios de comportamiento sutiles. De particular preocupación son los efectos potenciales de las exposiciones sobre el sistema nervioso en desarrollo, debido a que tanto la naturaleza y la adversidad de los resultados pueden depender del tiempo durante el cual se produce la exposición química, ocasionando cambios neuroconductuales irreversibles.

10.10 Estadísticas y tratamiento

En Quebec, el gobierno reconoce que debido a la popularidad del sistema de calefacción eléctrica (instalado en el 70% de los hogares gracias a la energía hidroeléctrica barata), los niveles de exposición a campos magnéticos están entre los más altos del mundo, lo que origina una tasa de incidencia de cánceres vinculados a campos magnéticos (cerebro, sangre, cáncer de mama e infantil) muy alta. Hoy en día, sin embargo, hay también millones de personas por lo demás sanas, que mantienen contacto con la gran proliferación de dispositivos inalámbricos, incluidos los nuevos contadores inteligentes que emiten radiofrecuencias, pero no manifiestan tener reacciones negativas. Quizá, como ya hemos explicado, es que no se establece la relación entre causa y efecto. Valga como ejemplo, que en la década de 1970, los médicos dijeron que no existía la hipoglucemia y a los que estaban deprimidos por carencia de glucosa en la sangre les enviaban al psiquiatra. Afortunadamente, hoy en día es una enfermedad comúnmente reconocida en la medicina convencional.

De acuerdo a las encuestas europeas, hasta un 13% de las personas dicen que son hipersensibles, pero solamente aquellas que manejan y entienden de las radiofrecuencias.

La realidad es que **todos somos sensibles a los campos electromagnéticos** (habría que decir que todos somos receptores) y entre un 5% a un 10% desarrollan la hipersensibilidad con una sintomatología diversa. Posiblemente la cifra de afectados sea más alta ahora, y lo que es seguro que con el desarrollo exponencial de la tecnología la cifra será igualmente exponencial.

La razón para acusar el impacto de forma negativa estriba en que las células humanas de algunas personas emiten biofrecuencias ya alteradas, sea por problemas endocrinos, nerviosos o del sistema inmunitario. También es probable que esas vibraciones cuánticas entre células sean desde el nacimiento, por haber sido expuestos a diversas contaminaciones, incluyendo metales pesados. Si las células contienen metales pesados van a atraer con mayor intensidad las frecuencias eléctricas como un pararrayos, pero en lugar de derivar las emisiones a tierra, se quedan en el cuerpo. En resumen, cuanta mayor sea la cantidad de metales pesados, mayores serán los problemas de salud y la receptividad a las radiaciones.

Con el tiempo, además, las personas afectadas empiezan a ser sensibles a otras contaminaciones, y viceversa. Es frecuente encontrarse con altos niveles de acidez en el 100% de estas personas, así como más enfermedades del corazón y trastornos cerebrales. En casos moderados, hablamos de déficit de atención y dislexia, y en el peor de los casos, de cáncer cerebral. Hoy en día, si no se entiende la gravedad del problema, bastaría con ver las estadísticas de cáncer en los niños, así como el gran desarrollo de las enfermedades autoinmunes. Por dar un dato, hace cuarenta años, apenas había casos de cáncer cerebral en los niños, mientras que hoy en día es la segunda causa de muerte después de la leucemia infantil.

Quizá en todo esto también tengan algo que ver los pesticidas y la vacunación masiva en la infancia. En ambos casos, no hay ningún interés en realizar una investigación sobre ello a nivel mundial. **De comprobarse su malignidad, el caos económico mundial sería impredecible por su magnitud**.

No hay manera de saber si los efectos de todos estos contaminantes juntos son los que crean las anomalías. Hoy en día, todas las sociedades están rodeadas de multitud de factores potencialmente dañinos.

Un problema difícil de solucionar es que para poner en marcha medidas preventivas y curativas relacionadas con la contaminación electromagnética, primero hay que admitir la causa. Una vea asumida, con seguridad la solución sería sencilla, más que nada por la gran cantidad de personas que investigarían para curar el mal.

Ahora, **ningún médico va a tratar esta enfermedad que no reconoce como tal**.

10.11 Otras fuentes contaminantes

Sensibilidad a los alimentos y productos químicos

Los pacientes sensibles al electromagnetismo es poco probable que no tengan respuestas negativas también a los productos químicos y otros factores en el lugar de trabajo. Aproximadamente el 10% de todos los pacientes que han acudido al médico por problemas de sensibilidad química, intolerancias nutricionales o particulares, también adquieren sensibilidad electromagnética como parte de la enfermedad. Cerca de 1 de cada 6 personas se considera que tienen algún problema orgánico debido a una reacción alérgica al medio ambiente o la comida y cuando se exponen a una frecuencia, es habitual desarrollar también una reacción alérgica hasta entonces desconocida. Ambos efectos se multiplican. En general, el patrón de respuesta del paciente es el mismo sea el origen químico, biológico, por partículas, nutricional o eléctrico. Es una característica del paciente, una individualidad que hay que analizar y corregir.

La exposición a pesticidas, herbicidas o formaldehido, parece crear sensibilidades eléctricas. Unas pocas personas pueden llegar a ser hipersensibles a la luz, algunos a la luz solar o, a la luz del espectro de vapor de mercurio que se superpone a la luz de los tubos fluorescentes y bombillas de bajo consumo.

Es una característica común de la hipersensibilidad eléctrica que quienes la padecen las tratan de evitar y se quejan enérgicamente aunque nadie hace nada por ellos, como apagar una fuente eléctrica que saben que está provocando sus reacciones, o desconectar la red wifi, **pues quienes deberían eliminarla se creen que no tienen ningún efecto en las personas.**

Cuando se adquiere una hipersensibilidad a la luz solar, la gente asume que es verdad, pero tal vez antes de ello la víctima fue calificada como paranoica.

Los empastes dentales pueden causar problemas debido a las corrientes electrolíticas entre los empastes de amalgama que contienen diferentes mezclas de metales o, entre los rellenos y el tejido circundante. Los pacientes han tenido que soportar durante años verse con manchas negras en el paladar debido al mercurio electrolíticamente transportado. Desafortunadamente, parte del mercurio pasó al sistema nervioso parasimpático autónomo. Además, las amalgamas atraen las ondas de radio, lo mismo que hacían las antiguas radios de galena.

Ha habido un caso en que un dentista escuchó la música de una estación de radio local que procedía de la boca de un paciente. Ahora, por fin, les hacen caso y ya hay una legislación sobre ello, pero **en el camino se quedaron miles de personas afectadas a quienes nadie hacía caso**.

CAPITULO 11
Investigaciones

11.1 Frecuencias

Mientras que algunos pacientes tienen sus reacciones características desencadenadas por una frecuencia en particular, otros tienen sus reacciones neutralizadas por la misma frecuencia. Hay un efecto significativo sobre el hipotálamo y el sistema nervioso autónomo con un margen que abarca desde 2 Hz a 50 Hz.

11.2 Casos reales

Un día, en febrero de 2002 sonó el móvil de una persona. Corrió a recuperarlo del bolsillo de la chaqueta para contestar la llamada a tiempo. Presionó el botón para hablar y sostuvo el teléfono junto a la oreja y en cuestión de segundos empezó a sentirse mareado. La próxima vez que sonó el teléfono sintió una sensación desagradable que se había convertido en un dolor punzante en el mismo lado de la cabeza mientras sostenía el teléfono. Cuanto más hablaba peor era la reacción, hasta que el dolor se convirtió en "cabeza caliente", mareos, una sensación como si hubiera estado bebiendo, intenso e insoportable. Cuando cambió el móvil de oreja, el dolor se fue.

La persona en cuestión, una amiga, no sabía nada acerca de los efectos adversos para la salud en ese momento y, sin embargo sabía que el teléfono móvil le estaba causando dolor. Las elucubraciones de los escépticos fueron numerosas: "El teléfono no tiene la culpa, es quién llama, o tu estado emocional, o que estabas gestando una enfermedad física o neuronal". La recomendación fue visitar al médico, hacerse unos análisis y hablar con un psicoterapeuta. Con el tiempo esa persona ha experimentado muchos otros síntomas desagradables, y se ha hecho sensible a los ordenadores, televisores y especialmente a la red WiFi. Pero sigue sin ser atendida debidamente por los médicos.

Hay otras evidencias sobre la existencia de sensibilidad eléctrica relatadas por Gunilla Ladberg en un libro sobre electrosensibilidad en Suecia, donde habla de la historia de 14 personas y sus experiencias con ES. Estas personas, habiendo desarrollado sensibilidad eléctrica, han tenido que huir de sus hogares en busca de la seguridad de las zonas rurales lejos de la electricidad y las antenas de telefonía.

Por su parte, Alwyn Lewies, en Sudáfrica, ha estado sufriendo de sensibilidad eléctrica por una torre de telefonía móvil que se instaló cerca de su casa hace más de 12 años. En un vídeo se relatan sus historias de sensibilidad eléctrica después de exposiciones a las torres de telefonía, medidores inteligentes, transmisores de las estaciones de policía, etc.

Dafna Tachover, una ex alta ejecutiva de una compañía de inversiones en Manhattan se vio obligada a dejar su trabajo y su casa después de convertirse en sensible a la electricidad.

Por el momento, el más alto perfil del caso sensibilidad eléctrica es la de la Dra. Gro Harlem Brundtland, ex Primera Ministra de Noruega y ex Directora General de la Organización Mundial de la Salud (OMS). Ella hizo una presentación en la Universidad de Waterloo.

Hay también un video de Henrik Eiriksson que nos habla de cómo los teléfonos móviles y las torres de telefonía móvil les afectan.

11.3 ¿Por qué no todo el mundo tiene electrosensibilidad?

Algunas personas tienen debilitado el sistema inmunológico, por razones genéticas o ambientales. Otros tienen sistemas inmunes relativamente fuertes y parecen manejar los CEM sin síntomas; pero la verdad es que todo el mundo se ve afectado por los campos electromagnéticos. Y los que tienen sistemas inmunológicos más fuertes pueden simplemente comenzar a tener síntomas de ES en una fecha posterior, ya que suele llevar un tiempo emerger la sensibilidad, a menudo después de 3-5 años de exposición a los CEM.

Factores genéticos

Lo que la experiencia nos dice es que en este momento hay personas genéticamente predispuestas a ser más sensibles a los efectos de la exposición a los CEM (campos electromagnéticos). Por ejemplo, pueden tener un sistema inmunitario debilitado debido a ciertas enfermedades o un deterioro de la capacidad para liberar toxinas.

Los CEM agravan aún más estos problemas mediante la apertura de la barrera hematoencefálica, causando que las toxinas fluyan a través de esta barrera protectora.

Factores ambientales

Pueden ser también ciertos factores ambientales los que contribuyen a la sensibilidad, como tener empastes de amalgama o implantes de metal, una retención de metales pesados, o mala nutrición. O la sensibilidad puede ser debida a la exposición continua a los campos electromagnéticos por vivir cerca de líneas eléctricas o torres de móviles, y / o pasar mucho tiempo en los teléfonos inalámbricos y móviles u ordenadores.

Porcentaje de personas afectadas

Según el profesor Magda Havas, de la Universidad Trent en Canadá, que estudia la sensibilidad eléctrica, el 03.05% de la población se cree que son sensibles a la electricidad. Otros investigadores tienen diferentes puntos de vista.

Lo que también es cuestionable es el número de personas que sufren de síntomas de sensibilidad eléctrica, pero no son conscientes de que los campos electromagnéticos tienen un papel que desempeñar en su enfermedad. Las conclusiones de sus médicos es determinante para ello.

Otro problema en la estimación de prevalencia de sensibilidad eléctrica en la población es el período de latencia, la longitud de tiempo entre la exposición y un brote de los síntomas. Hecht y Balzer en más de 800 artículos científicos de la literatura médica rusa, llegaron a la conclusión de que los síntomas pueden necesitar de 3 a 5 años de exposición para emerger. Devra Davis, del Fideicomiso de Salud Ambiental, considera que el período de latencia puede ser de más de 10 años.

CAPÍTULO 12
Síntomas

La EHS (hipersensibilidad electromagnética) se caracteriza por una variedad de síntomas no específicos que difieren de un individuo a otro. Los síntomas son ciertamente reales y pueden variar ampliamente en su gravedad. Cualquiera que sea su causa, la EHS puede ser un problema incapacitante para el individuo afectado, especialmente porque nadie tiene criterios diagnósticos claros y no existe una base científica para relacionar los síntomas. Además, en la actualidad la EHS no es un diagnóstico médico, ni está claro que representa un solo problema médico.

12.1 Síntomas más comunes:

Sensación de calor o ardor en la cara o nuca, similar a sentirse quemado por el sol.

Hormigueo o picor en la cara u otras partes del cuerpo.

Extrema sequedad de las membranas mucosas, tales como la parte posterior de la garganta y los ojos.

Inflamación de las mucosas de la nariz, la garganta, los oídos y los senos sin causa infecciosa.

Problemas con la concentración, pérdida de memoria y mareos.

Sensación de inminente de gripe, que de alguna manera nunca se desata.

Dolores de cabeza y nauseas.

Dolor en dientes y mandíbula.

Dolores en músculos y articulaciones.

Palpitaciones cardíacas.

12.1. 2 Síntomas manifestados a los médicos:

Aumento acentuado o disminución en el hambre / apetito.

Cambios (ruidos) en el movimiento del intestino.

Depresión.

Disminución o ausencia de la libido.

Alteración de la mente / coordinación del cuerpo.

Eructos excesivos o inusuales

Fatiga

Dolor de cabeza

Insomnio y otros trastornos del sueño.

Irritabilidad

Dolores musculares, especialmente en los puntos marma.

Episodios de pánico y ansiedad.

Picazón, ardor u hormigueo en la piel.

Dolores punzantes afilados.

Erupciones en la piel.

Estrés.

Taquicardia y otras arritmias cardíacas.

12.1.3 Síntomas recopilados en los medios de comunicación:

Zumbido en los oídos, tinnitus.

Dolor de oído inesperado, junto con dificultad para mantener el equilibrio.

Dificultades cognitivas como incapacidad para concentrarse, confusión y pérdida de memoria.

Trastornos neurológicos que se manifiestan como mareos y náuseas sin causa discernible, así como insomnio.

Problemas respiratorios, como tos y problemas de garganta, sinusitis, asma.

Fluctuaciones en el ritmo cardíaco.

Dolor de pecho, dificultad para respirar y presión arterial fluctuante.

Síntomas oftalmológicos, ojos arenosos y escozor, deterioro de la visión, desarrollo de 'tics'.

Un cambio en la perspectiva, como depresión, ansiedad, ira, y cambios de humor.

Dificultades musculoesqueléticas, como debilidad y espasmos en los músculos, dolor en las articulaciones.

Acné, irritación o erupciones cutáneas, hinchazón en la cara o rubores.

Síntomas genitales y urinarios, con problemas de la vejiga y sudoración inusual.

Problemas gastrointestinales.

Malestar estomacal, reacciones alérgicas y flatulencia.

Alergias y sensibilidad a la luz, productos químicos, olores, o ruido.

Algunos de los síntomas se pueden atribuir al desinterés por la vida o el trabajo, al estrés, pero todos son signos evidentes de una reacción autoinmune a algo presente en la vida. Para considerarlo como EHS (hipersensibilidad electromagnética), lo que hay que pensar es dónde estaba antes de que comenzaran los síntomas. ¿Ha cambiado algo en su entorno? ¿El enfermo o su lugar de trabajo han adquirido algunos nuevos equipos electrónicos? ¿Algún vecino instaló un sistema de Wifi en casa? ¿Hay una red de telefonía en la azotea o el sótano de su vivienda o lugar de trabajo?

12.2 Elementos perjudiciales

Las personas altamente sensibilizadas pueden encontrar los cambios de clima y las tormentas como problemáticos. La iluminación fluorescente, así como los ambientadores y gases diversos, y algunos tejidos o teñidos, proporcionan el desencadenante inicial. También hay una variedad de problemas que surgen con el equipo eléctrico cercano, líneas eléctricas, televisores, ordenadores, controles remotos, grabadoras de audio y video, teléfonos, electrónica del automóvil, buscapersonas, aeropuertos, aviones, transmisores de radar y de radio marinos, frigorífico, plancha, lavadoras, relojes eléctricos, tubos catódicos u otros productos electrónicos.

Los campos eléctricos del orden de milivoltios por metro pueden causar reacciones. Este grado de exposición es típico del campo eléctrico que se produce a 1 metro de distancia de un televisor. Aunque los tubos de rayos catódicos han sido sustituidos por las pantallas de plasma o LED, todo el circuito electrónico interno, especialmente condensadores y transformadores, puede ocasionar problemas en personas sensibles.

En muchos casos de sensibilidad eléctrica, los pacientes no consiguen restaurar su salud hasta que no se alejan de las fuentes emisoras.

Los ensayos han demostrado que la exposición repetida a una frecuencia dada puede ocasionar síntomas similares a los de una alergia, generando una respuesta inmunitaria que desencadenará daños notorios en la próxima exposición. La exposición a los pesticidas o herbicidas aumentaría el daño, al igual que la exposición a la radiación ionizante.

La reacción más común de una persona sensible a las frecuencias electromagnéticas es una **sensación de ardor** – calor- en la zona más afectada. Esta podría ser la cara o en un lado de la cabeza, o incluso una sensación de ardor general en todo el cuerpo. A menudo se describe como similar a ser quemado por el sol. Pero no lo busque, pues nada verá. También puede haber signos físicos tales como erupciones en la piel o manchas, así como problemas en los ojos y la sensación de que una de las membranas mucosas se ha secado.

Lucinda Grant, director del grupo de apoyo de Estados Unidos para controlar la sensibilidad eléctrica de la red, y autora de dos libros: "La Sensibilidad eléctrica" y "La Radiación de las estaciones de trabajo", compara la hipersensibilidad electromagnética (EHS) con la de la sensibilidad química múltiple (SQM), que es una comparación acertada, ya que ambos grupos son problemas medioambientales.

La sensibilidad química también se pensó una vez que se originaba en la mente de las amas de casa histéricas.

Otros grupos de riesgo para el desarrollo de EHS son aquellos afectados por el síndrome de fatiga crónica (SFC), otras enfermedades autoinmunes, y las personas que experimentan la toxicidad del mercurio presente en las amalgamas dentales. Esto tiene sentido lógico ya que el sistema nervioso es el sitio principal más afectado, tanto por las sustancias químicas como por los campos electromagnéticos. Y si el sistema nervioso ha sido dañado por exposiciones tóxicas, también puede quedar susceptible a la EHS.

Un taller de la OMS en 1994 concluyó que: "Los síntomas son ciertamente reales y su severidad puede variar ampliamente. Cualquiera que sea su causa, la hipersensibilidad electromagnética puede ser un problema de incapacidad para el individuo afectado. La hipersensibilidad electromagnética no tiene ningún criterio de diagnóstico claro y ese es el problema mayor para la curación.

CAPÍTULO 13
Diagnóstico

Es posible que las radiaciones activen un componente genético a la espera de un disparador, y que el Alzheimer, el Parkinson, los nervios muertos en el cerebro, y las arritmias cardíacas, sean todos ejemplos de ello.

El tratamiento de las personas afectadas debe centrarse en los síntomas de la salud y el cuadro clínico, y no en la necesidad percibida de la persona para reducir o eliminar EMF en el lugar de trabajo o en el hogar.

Tampoco se le debe pedir que se aleje de los focos de emisión.

Para ello es necesario: una evaluación médica para identificar y tratar las condiciones específicas que pueden ser responsables de los síntomas. Hay que detectar otras enfermedades que puedan dar lugar a síntomas similares, especialmente enfermedades autoinmunes, endocrinas o intoxicaciones.

También una evaluación psicológica para determinar condiciones alternativas psiquiátricas / psicológicas que puedan ser responsables de los síntomas, o de su agudización.

Una persona afectada por el electromagnetismo puede padecer simultáneamente un problema psicológico, pero

curando su patología mental no solucionará la hipersensibilidad electromagnética.

Hay que evaluar el lugar de trabajo y el hogar para detectar los factores que pueden contribuir a los síntomas presentados. Estos podrían incluir la contaminación interior del aire, ruido excesivo, mala iluminación (luz parpadeante) o factores ergonómicos. Una reducción del estrés y otras mejoras en la situación de trabajo puede ser apropiada.

Para las personas con EHS y síntomas que duran largo tiempo y llegan a padecer minusvalías graves, la terapia debe estar dirigida principalmente a reducir los síntomas y las discapacidades funcionales. Esto debe hacerse en estrecha colaboración con un especialista médico calificado (para hacer frente a los aspectos médicos y psicológicos de los síntomas) y un higienista (para identificar y, en su caso, detectar los factores del entorno que se sabe tienen efectos adversos en la salud de relevancia para el paciente).

El tratamiento debe aspirar a establecer una relación eficaz entre médico y paciente, ayudando a desarrollar estrategias para hacer frente a la situación y animar a los pacientes a volver a trabajar y llevar una vida social normal.

La idea general para la curación, es la adaptación al entorno mediante la restauración de la energía corporal. Como si se tratara de un caso de alergia múltiple, y puesto que no se pueden eliminar todos los elementos que la causan, se prefiere potenciar la capacidad defensiva del organismo para que no le afecte el entorno.

Personas con EHS

Aparte del tratamiento por los profesionales, los grupos de autoayuda pueden ser un recurso valioso para el individuo EHS, siempre y cuando no le impulsen al desánimo o le hagan convertirse en un abanderado de opiniones políticas.

Investigadores

Algunos estudios sugieren que ciertas respuestas fisiológicas de las personas con EHS tienden a estar fuera del rango normal. En particular, la hiper reactividad en el sistema nervioso central, el desequilibrio en el sistema nervioso autónomo y las funciones improcedentes del sistema inmune.

13.1 Pruebas

Aunque apenas considerada como enfermedad, aunque sí como síndrome, la medicina tradicional no es ajena a la preocupación mundial y aporta diversas soluciones y métodos analíticos para mitigar los síntomas, aunque reconoce no tener una solución definitiva, salvo el alejamiento de las ondas de influencia.

Estos ensayos para demostrar la realidad de las sensibilidades eléctricas se llevaron a cabo en cuatro fases:

Desarrollo de un entorno de prueba controlada.

Detección bajo frecuencias de 100 MHz - 5 MHz en 100 pacientes.

Pruebas a doble-ciego en 25 pacientes que no muestran reacciones con los placebos y 25 pacientes control.

Dos pruebas a doble ciego en 16 pacientes en su frecuencia más sensible usando 5 placebos y un examen activo.

Fase 1:

Para determinar un entorno de pruebas adecuado, los elementos eran químicamente limpios:

>Paredes de acero porcelánico;

>piso cerámico;

>aire filtrado reciclado;

>campo eléctrico cero V / m;

>campo magnético 20 nT a 60 Hz;

>iluminación con luz natural.

Para determinar las condiciones de ensayo adecuadas:

>Paciente cómodamente sentado,

>el campo magnético de la bobina conectada a un oscilador dando 3,000 nT a nivel del pie y 70 nT a nivel de la cabeza,

un total de 21 frecuencias de oscilador que van desde 100 MHz a 5 MHz.

Fase 2 - Resultados:

100 pacientes fueron involucrados y recibieron un total de 2.600 desafíos.

25 pacientes dieron 0% de respuestas (CEM insensible);

25 pacientes dieron respuestas positivas falsas;

50 pacientes dieron verdaderas respuestas positivas.

Fase 3 - Resultados:

25 pacientes de la Fase 2 que dieron falsos positivos fueron de nuevo puestos a doble ciego. De éstos, el 53% dio verdaderos positivos, y el 8% dio resultados positivos falsos. Ningún paciente reaccionó a todas las frecuencias analizadas. Los 25 controles dieron 0% de respuestas a cualquier frecuencia.

Fase 4 - Resultados:

16 pacientes de la Fase 3 fueron de nuevo desafiados a una prueba doble ciego con nuevas frecuencias. En esta fase, el 100% manifestaron reacciones a los desafíos de doble ciego, y 0% de reacciones a los placebos.

13.2 Otro estudio médico

Estudio doble ciego con 21 retos activos y 5 desafíos falsos.

Los campos magnéticos eran de 0,1 Hz a 5 MHz.

100 pacientes tenían los ojos vendados y estaban sentados en sillas expuestos a campos electromagnéticos generados a partir de una bobina.

Los campos eran 350 nT en las rodillas del paciente y 70 nT en sus manos.

13.2.1 Resultados

25 (20%) informaron de síntomas intensos.

16 (64%) informó de reacciones dolorosas.

Las frecuencias que causan las reacciones más dolorosas fueron de 1, 2.5, 5, 10, 20 Hz y 10 kHz.

Algunos pacientes fueron sensibles a los dispositivos de prueba (Iriscorder) y se excluyeron. Se trata de un nuevo aparato para medir el movimiento de la pupila.

Síntomas relacionados con la exposición:

Neurológicos: hormigueo, somnolencia, dolores de cabeza, mareos, pérdida de la conciencia.

Musculoesqueléticos: dolor, espasmos, vibraciones.

Respiratorios: presión en los oídos, dolor de dientes, opresión en el pecho, falta de aliento.

Cardiovasculares: palpitaciones, rubor, taquicardia, edema.

Gastrointestinales: eructos, náuseas.

Oculares: ardor

Dérmicos: picazón, ardor, dolor punzante.

16 pacientes con reacciones severas a diferentes frecuencias

Pacientes con reacción positiva (%)

1K: 56

5K: 38

10K: 69

20K: 56

35K: 31

50K: 50

75K: 50

100K: 38

1M: 50

5 M: 31

13.3 Discusión

Se trataba de relacionar los síntomas a la exposición a CEM: agudos, retrasados, crónicos. Esta fue la respuesta:

Recientes problemas de los ojos, presión detrás de los ojos, dificultad para concentrarse, deterioro de la visión, dolor de ojos.

Problemas dentales, empastes especialmente rotos.

Sequedad de los labios, la boca, la piel o los ojos.

Labios hinchados.

Hinchazón o dolor de garganta.

Sinusitis, bronquitis, dolores de cabeza.

Dolor de oídos / zumbido en los oídos

Congestión en cualquier parte del cuerpo: el pecho, los ojos, las orejas, los testículos.

Presión o dolor en el pecho.

Insomnio

Mareos

Náuseas, pérdida del apetito

Incomodidad pélvica / dolor en los testículos o los ovarios.

Parestesia.

Espasmos musculares, dolor en las plantas de los pies, dolor en las piernas, los músculos, las articulaciones, o dolor abdominal, especialmente dolor que se mueve alrededor del cuerpo.

Sensación de "corrientes eléctricas" en cualquier parte del cuerpo.

Sudoración

Erupción sistémica.

Hemorragias nasales espontáneas y hemorragias de las encías.

Micción frecuente.

Pruebas a realizar

13.4 Exámenes físicos recomendados

Hay que buscar:

    Erupción cutánea

    Ampliación o sensibilidad de la tiroides

    Presión arterial más alta de lo normal

Dificultad para respirar (puede parecerse a un ataque de ansiedad)

Sibilancias

Pulmones no claros

Aumento en el tamaño del corazón

Sensibilidad del hígado

Hipersensibilidad general

Cualquier elevación de la temperatura corporal

Deterioro de los dientes / dolor en los dientes con empastes metálicos.

Neurológicos:

Temblores, especialmente de los párpados y las manos

Cambio en la agudeza visual

Aumento de la sensibilidad a la vibración

Aumento de los reflejos tendinosos en las extremidades superiores o inferiores

Disminución de los reflejos abdominales

Debilidad muscular general.

Mental:

> Agitación
>
> Fatiga
>
> Deterioro de la memoria a corto o largo plazo.

13.4.1 Pruebas de laboratorio

Sanguíneos:

Curva de azúcar en la sangre anormales.

Elevado nivel de histamina en sangre.

Proteína sérica elevada y globulina.

Baja relación albúmina / globulina.

Aumento de colesterol y beta-lipoproteína.

La leucopenia o trombocitopenia o un cambio en los leucocitos.

Inmunoglobulinas o IgG anormal.

Signos de autoinmunidad.

Ácido láctico sérico alterado.

Alteración del contenido de oxígeno o el pH de la sangre.

Aumento de cobre o de zinc en la orina.

Cambio en la apariencia de las células rojas de la sangre.

Aumento de la actividad de la tiroides.

Aumento de la actividad adrenal.

La persona sensible electromagnéticamente está a menudo anémica, con el colesterol alto y la glucosa y la tensión arterial bajas. La desnutrición es frecuente y adversamente afecta a la calidad de vida, la habilidad laboral y la supervivencia. Hay una pérdida del apetito, y la enteritis con el dolor abdominal y diarrea son frecuentes. Hay, como resultado, una malabsorción y daños en el metabolismo.

Los síntomas neurológicos incluyen sudores profusos, depresión, temblor de las manos e incapacidad para concentrarse. Las pruebas a doble ciego documentaron que esas personas eran extremadamente sensibles a frecuencias de rango 0.1 Hz a 5 MHz.2

EKG (ECG)

El electrocardiograma puede mostrar prolongación de la conducción intraventricular e intrauricular.

Amplitud de la onda T y R. La T representa la repolarización de los ventrículos. La R es la primera onda positiva.

Cualquier arritmia.

EEG

La electroencefalografía es una exploración neurofisiológica que se basa en el registro de la actividad bioléctrica cerebral en diversas condiciones diarias.

Se mide la actividad convulsiva y la excitación anormal.

13.4.2 Pruebas con señales eléctricas

No solamente con los alimentos y los productos químicos se pueden detectar sensibilidades anormales, pues ahora sabemos que también pueden ser comprobadas con las señales eléctricas. Inicialmente, el procedimiento era simplemente colocando al paciente en un entorno controlado y potencialmente hostil. En la práctica, esto consistía en una habitación limpia de elementos químicos y partículas, con campos eléctricos insignificantes dentro o fuera e iluminado mediante la luz del día. Un oscilador eléctrico situado a 1-3 metros del paciente se encontraba controlado mediante un monitor o manejado a distancia por ordenador, estando el paciente lejos. Esto permitía tener al paciente en un campo electromagnético controlado, comparable con lo que experimentaría en un entorno similar al que habitualmente trabaja.

La persona que realiza la prueba sintoniza lentamente un oscilador a través de todas las frecuencias medioambientales que puedan estar dando problemas. Era habitual que se comenzara en o por debajo de 1 Milihertz (frecuencias del ritmo circadiano), continuando hasta 1 Hz (Hz = Hertz = ciclos por segundo), que es el orden de las frecuencias de las ondas cerebrales y los latidos del corazón, y subiendo, hasta que no se observaron reacciones adicionales.

A veces era necesario continuar con las frecuencias más altas, como las cocinas de microondas y teléfonos móviles. El médico señalaba los síntomas observables, mientras que el paciente refería los síntomas subjetivos y cuándo los sentía.

Los síntomas experimentados por lo general eran los mismos que los provocados con los alimentos y los productos químicos anteriormente testados. Había que saber si se declaraba, por ejemplo, una enfermedad del corazón o pérdida de la conciencia. En este caso, el probador tenía que tratar de detectar el inicio de los síntomas antes de que fueran demasiado incómodos o peligrosos para el paciente.

Hubo por lo general una o más frecuencias en las que todos los síntomas se declaraban juntos, pero la mejora posterior no se mantenía si había una carga pesada por productos químicos tóxicos, tensiones ambientales o nutricionales. Sin embargo, todos los pacientes sintieron un gran alivio al darse cuenta de que los síntomas que sufrían desde hace años podrían activarse / desactivarse a voluntad desde un oscilador eléctrico en el otro lado de la habitación, no conectado a ellos de ninguna manera, y que demostraba que no era "todo mental".

Cuando se comenzó el análisis del paciente no se sabía lo que se podía esperar, pero fue suficiente con situar al paciente en la habitación con un conjunto de osciladores eléctricos que eran sintonizados lentamente con diferentes frecuencias, mientras el médico tomaba notas de las frecuencias, para que se produjeran los síntomas que luego eran neutralizados. Luego hubo algunos pacientes que eran tan sensibles que no pudieron tolerar ninguna frecuencia, ni siquiera la intensidad de campo que se encuentra cerca de un televisor o un ordenador y algunos eran tan extremadamente sensibles que no podían tolerar un oscilador encendido cuando estaban en cualquier parte del edificio.

13.5 Micotoxinas

Cuando se expone un cultivo bacteriano a los campos electromagnéticos anormales, las bacterias creen que están siendo atacadas por el sistema inmunológico y empiezan a producir toxinas mucho más virulentas como un mecanismo de protección.

Klinghardt cree que es posible que un 50 por ciento de las infecciones crónicas estén causadas, y / o agravadas, por exposición a campos electromagnéticos, dando lugar a síndromes como fatiga crónica, fibromialgia y otros síndromes de dolor crónico.

13.6 ¿El ordenador portátil más perjudicial que un PC?

Los ordenadores portátiles son mucho más peligrosos para la salud que los de escritorio. A medida que se calientan, el tablero de circuitos emite gases con metales como el berilio, y cuando el plástico se calienta hacia fuera expulsa gases retardantes de llama como PBDE, todo lo cual se suma a su carga tóxica.

Sería prudente sólo utilizar el ordenador portátil a corto plazo, como cuando se viaja, y el uso de un ordenador de escritorio para el trabajo del día a día. Preferiblemente el posicionamiento del disco duro lo más lejos que sea posible, y el ventilador soplando aire lejos de donde se trabaja.

13.7 Metales pesados

No menos importante es la cuestión de la toxicidad de los metales pesados en relación a la exposición a ondas electromagnéticas y de radio, y que puede ser una de las piezas más significativas y convincentes del rompecabezas EHS.

La investigación del Dr. Yoshiaki Omura muestra que cuanto más está sobrecargado el cuerpo con metales pesados presente en los empastes de amalgama o **el consumo de pescado azul contaminado**, que viven aguas con industrias hidroeléctricas cercanas o plantas de energía petrolera, el cuerpo se convierte en una antena virtual que realmente concentra la radiación, por lo que es mucho más destructivo.

Pero también hay una superposición adicional que puede influir y aumentar el riesgo de daño a la salud, como haber acumulado metales tóxicos en el cerebro, convirtiendo a este en una antena, recogiendo más radiación del teléfono móvil, que a su vez puede hacer que los microbios orgánicos reaccionen de forma exagerada y creen micotoxinas más potentes. Esto puede crear un círculo vicioso sin fin entre los microbios y los metales en el cuerpo y su exposición a los campos electromagnéticos, que pueden conducir a la hipersensibilidad.

CAPÍTULO 14
Tratamiento preventivo

14.1 Cómo reducir los niveles de CEM en nuestro hogar

Para la gente que es sensible al electromagnetismo, el problema real es cómo disponer de un diagnóstico y tratarlo.

Por desgracia, **la clase médica en su conjunto está mal equipada para hacer frente a la sensibilidad eléctrica**. Muchos médicos consideran que los problemas de sus pacientes son de carácter psicológico, más que fisiológicos.

Afortunadamente, hay algunas excepciones, una de ellas es el Dr. Belpomme, un oncólogo francés que ha desarrollado una técnica que utiliza un ordenador y un Eco-Doppler pulsado que permite un diagnóstico formal de la sensibilidad eléctrica.

El tratamiento de la sensibilidad eléctrica es complicado y no existe un protocolo ampliamente aceptado. Lo que está claro en la actualidad es que el primer paso para la recuperación es el de reducir significativamente la exposición a los CEM y luego adaptarse a ellos. Debido a que los CEM son invisibles y difíciles de detectar, es importante un entendimiento de cómo existen estos campos electromagnéticos en el entorno.

Las soluciones implican esencialmente:

1. Evitar los CEM (campos electromagnéticos), que significa ser capaz de medirlos y protegerse. Lo que también debemos saber es que reducir significativamente la exposición a CEM, es sólo la punta del iceberg. La mitigación en sí misma no cura la sensibilidad eléctrica, pero sin ella, la enfermedad inevitablemente aumenta.
2. Usar un iPhone con auriculares para escuchar música equivale a estar recibiendo la misma mala conductividad en el oído como si lo estuviera usando para recibir una llamada telefónica aunque, en teoría, es posible que no existan niveles tan altos como en la telefonía.
3. Los blindajes Yshield funcionan por poco tiempo, porque toda la basura volverá a subir a través de la toma de tierra. El asunto es que los protectores Yshield funcionan en principio (para protección de RF), salvo en zonas donde hay corrientes de fuga a tierra que originen la exposición a otros campos electromagnéticos.
4. Las RF (radio, antena de telefonía móvil, wifi) y EMF (radiación electromagnética) se pueden bloquear de manera discreta con pinturas especiales u otros productos menos exóticos. Incluso las láminas de cocina de aluminio de gran espesor pueden ser eficaces, siempre y cuando exista una buena toma de tierra.
5. Es importante reconocer que puede ser un problema del cableado de la casa, por lo que es prudente consultar a un electricista. Una varilla de cobre de calibre pesado insertado profundamente en el suelo cerca de la cama, es a menudo la mejor solución.

Los campos (ELF) de baja frecuencia son a veces difíciles de eliminar, ya que estos campos son en gran medida de una longitud de onda larga y requieren protección adicional.

No obstante, y esto debe ser una advertencia, nada de cuanto podamos hacer por medios físicos o mecánicos podrá impedir que la sensibilidad del afectado continúe presente. La solución, una vez más, está en cambiar la química corporal.

14.1 Toma de tierra

La toma a tierra de aparatos eléctricos con dos hilos conductores de red es necesaria. Muchos aparatos eléctricos con adaptadores de red de dos hilos son a menudo descritos como de aislamiento doble. Esto se hace para una variedad de razones, incluyendo la protección contra las descargas eléctricas.

Los peores elementos electromagnéticos son los televisores antiguos, órganos electrónicos, algunas unidades Hi-Fi, ordenadores portátiles y cargadores de baterías. La mayoría de ellos pueden evitar tener un desprendimiento de alto voltaje mediante la adopción de un hilo o un simple tornillo conectado a tierra.

En el caso de un teclado, órgano o unidad Hi-Fi, la pantalla de trenza de uno de los cables de audio es normalmente adecuada, pues posee 0 voltios dentro de la unidad.

En el caso de un televisor, la trenza del cable de la antena por lo general hace que el punto de conexión sea adecuado. A medida que la televisión y el reproductor de DVD están conectados a otros elementos como Hi-fi o home cinema, especialmente mediante bafles de sonido inalámbricos, los problemas aumentan.

14.2 Vivienda

En Estados Unidos hay zonas más saludables, como el oeste de Texas, Arizona, Nuevo México, Colorado, Wyoming y Montana., pero incluso ahí ya hay multitud de Wifi, televisión, servicios de telefonía móvil, etc. Si puede vivir en zonas donde hay tierra factible, debe evitar los cables subterráneos o líneas de alta tensión.

La primera regla a tener en cuenta es que la mejor defensa contra las radiaciones es la distancia, es decir, cuanto más nos alejamos de las fuentes de emisión más disminuye la intensidad de las ondas. Cuando no podemos alejarnos lo suficiente, optaremos por aplicar alguna medida de protección y blindaje con el fin de conseguir que en las zonas donde permanecemos muchas horas, como los dormitorios y durante las horas de sueño, los niveles de los campos electromagnéticos (CEM) sean los más bajos posibles para que nuestro organismo pueda regularse a diario. No obstante, y tal como hemos indicado anteriormente, la pretensión es **conseguir que las personas se adapten sin problemas a los ambientes hostiles.**

Debido a que las fuentes que originan los CEM son muy diversas, es importante realizar mediciones fiables de los niveles de radiación de nuestra casa a diferentes horas y determinar si las fuentes de emisión son internas o externas y si es necesario instalar medidas de apantallamiento. Hay que eliminar la subjetividad de los síntomas, pues es posible que algunos no correspondan a fuentes electromagnéticas.

Hay que prestar atención a los materiales de construcción y diseño. Si puede elegir, hágalo con elementos de madera, varillas a tierra, el piso levantado del suelo, evitando que esté situado encima de venas de hierro o antiguas vías de tren. Los prados y bosques bajos en terpénicos son la primera elección.

- **El cable Shield coaxial debería ser sustituido por el triaxial**, un tipo de cable eléctrico similar al cable coaxial, pero con la adición de una capa adicional de aislamiento y una segunda vaina conductora. Se proporciona mayor ancho de banda y el rechazo de la interferencia de cable coaxial, pero es más caro.

Si tiene que emplear el cableado Shield coaxial del edificio, hay que tratar de tener algunas paredes en cada habitación sin cableado interior y colocar la cama en el medio de la habitación. Esto ayuda a reducir la exposición a campos magnéticos fuertes que vienen del cableado de la casa existente.

- Elegir un piso de madera o cerámica. Estos son los materiales con menos probabilidades de provocar sensibilidades químicas.
- Dormir en un marco de cama de madera hecha de madera dura, no de pino o cedro. Pino y cedro son ricos en terpenos naturales, que a menudo desencadenan reacciones en personas sensibles. El somier de lamas de madera es altamente recomendable. Utilizar algodón o ropa de cama de seda (sin lana). La mayoría de la lana comercial y algunas eco-lanas todavía se tratan con retardantes de fuego tóxicos.
- Realizar los trabajos del hogar de forma manual, si hay posibilidad de ello no use la electricidad por comodidad o para ahorrar tiempo. Por ejemplo: utilizar el exprimidor manual, la licuadora manual, la escoba o la fregona, en vez de la aspiradora.
- Usar zapatos con suela hecha de materiales naturales (como el cuero sin teñir), caminar descalzo por la playa o la tierra, o abrazar a un árbol.
- Sustituir los dispositivos Dimmer (que varían la intensidad de la luz regulando su voltaje) por interruptores normales, para eliminar la radiación de alta frecuencia o "electricidad sucia" que pueda ocultarse en el cableado eléctrico de su casa.
- Evitar la iluminación fluorescente y la halógena de bajo voltaje (incluida la actualmente popular iluminación fluorescente compacta de eficiencia energética). La luz fluorescente se ha demostrado que causa migrañas y además contiene mercurio, material peligroso que puede crear grandes problemas de salud y medioambientales.

- Evitar el uso de aparatos con varias velocidades, como ventiladores, calentadores, lavadoras de carga frontal y algunos hornos.

Recomendaciones

14.3. En el dormitorio

No colocar aparatos eléctricos o electrónicos en nuestras mesillas de noche ni cerca de las camas: lámparas (especialmente halógenas o fluorescentes), radio-relojes o despertadores eléctricos porque, además del campo eléctrico, su transformador genera un fuerte campo magnético (si funcionan sólo a pilas no hay problema). El aparato eléctrico más próximo debería estar al menos a 1 metro de distancia de la cama y las camas articuladas eléctricas, tampoco son adecuadas. No tener nunca teléfonos inalámbricos, móviles o equipos WiFi en los dormitorios y en cualquier caso apagarlos por la noche.

Hay **desconectadores de la red eléctrica** que se instalan en el cuadro eléctrico principal y en el momento que detectan que no hay consumo de ningún aparato eléctrico, cortan el suministro de la corriente eléctrica del circuito. De esta manera podemos eliminar de las habitaciones todo el campo eléctrico y magnético que genera el propio cableado eléctrico y los aparatos conectados a él. Si vamos a hacer una reforma importante de la instalación eléctrica podemos solicitar al electricista que desvíe la trayectoria del cableado eléctrico para alejarlo de las camas al menos 1 metro.

No instalar cables eléctricos, enchufes o regletas debajo de las camas, mesas, sillas ni sofás, esto es, lugares de reposo. Si resulta imprescindible, la solución está en **instalar regletas blindadas** o sustituir el cable eléctrico por otro apantallado que elimine el campo eléctrico.

La toma de tierra de la instalación eléctrica de la vivienda debe estar dentro un margen aceptable de seguridad. Hay que comprobar la correcta conexión de las lámparas al enchufe (fase con fase y neutro con neutro), para evitar campos electromagnéticos innecesarios.

Averiguar qué hay al otro lado de la pared de la cama (vecinos, otra habitación o la calle), porque puede haber equipos electrónicos o eléctricos que emitan CEM y que atraviesan la pared. Es muy importante comprobar que no haya un frigorífico cerca porque su compresor eléctrico genera un gran campo magnético las 24 horas al día. Si la pared da a la calle, observar si hay antenas de telefonía móvil y otras fuentes de radiación. Si sospechamos de fuentes de CEM procedentes del vecino contiguo, es muy positivo separar la cama de la pared 1 metro durante las noches.

Evitar el uso de mantas eléctricas y todo tipo de calefactores eléctricos para las camas, al menos cuando estemos acostados, porque generan fuertes campos eléctricos y magnéticos.

14.4 En cuanto a los equipos y telefonía

Sustituir la red WiFi inalámbrica por cable o fibra óptica: Hoy en día todas las operadoras instalan por defecto un router WiFi para la conexión a Internet. Si no vamos a utilizar la conexión inalámbrica del router deberemos reconfigurarlo para desactivarla, que por defecto está activada y emitiendo a la máxima potencia. Si por el contrario no queremos prescindir de la conexión inalámbrica WiFi, al menos apagaremos el router WiFi durante las noches. Algunos router disponen de un interruptor de desconexión de la comunicación inalámbrica, permitiendo desconectarla cuando no se utilice. Como norma general, no instalaremos nunca los routers inalámbricos ni los puntos de acceso WiFi en los dormitorios.

En el caso de ordenadores portátiles no trabajaremos con ellos encima de nuestras piernas: Esta es una práctica muy utilizada y es aconsejable separarlo al menos 30 cm de nuestro cuerpo. Sobre todo las mujeres embarazadas deberían mantener separado el portátil del abdomen, pues cualquiera de los conectores metálicos de la parte posterior del equipo va a hacer de receptor. A menudo es conveniente utilizar un clip de 'cocodrilo' en la toma de tierra de forma que sea fácil de conectar y desconectar.

Cuando se necesita para mover el equipo hay que emplear un cable de puesta a tierra que reducirá los campos eléctricos del ordenador. Para aquellos sin conector de metal, puede emplear un cable USB que junto con la iniciativa de puesta a tierra reducirá los campos eléctricos.

Si tiene una conexión a Internet a través de un dLAN (a través del cableado de la casa, en lugar de un teléfono o wireless system), es importante la toma tierra del ordenador portátil, incluso si trabaja con baterías, ya que puede recoger la radiación de los campos eléctricos del cableado de la casa a través de la conexión dLAN. También es posible que un ingeniero electrónico calificado pueda modificar la unidad del cargador de red de modo que lo lleve a una red de tres hilos y con toma de red eléctrica de tierra de seguridad.

Los campos de transformadores y motores, etc., se actúan aproximadamente con el cubo de la distancia, es decir, el campo al doble de la distancia debe estar aproximadamente a una octava parte del valor.

Evitar el uso de teléfonos inalámbricos domésticos: La base de carga de la mayoría de los teléfonos DECT emiten radiaciones constantemente (día y noche) superando casi siempre la potencia de cualquier otra fuente de radiación externa, incluso cuando el teléfono está en reposo. Sustituir los teléfonos inalámbricos DECT por teléfonos con cable. También, y como norma general, no instalar nunca los teléfonos inalámbricos en los dormitorios ni en paredes contiguas a los mismos.

Insistimos: Los teléfonos inalámbricos DECT (tecnología estándar para inalámbricos cuyo radio alcanza de 25 a 100 metros), emiten una señal electromagnética constante, incluso sin utilizar.

No utilizar monitores inalámbricos vigila bebés: Estos sistemas de vigilancia inalámbricos trabajan igual que los teléfonos inalámbricos DECT y están diseñados para instalarlos a medio metro o menos de la cabeza de nuestros bebés con una gran potencia de emisión. Si ya se está utilizando algún modelo, confirmar que al menos es de los que se activan por sonido y sólo irradian cuando detectan algún ruido y no de los que lo hacen continuamente.

No utilizar el teléfono móvil en casa: La mejor opción es tener el móvil siempre apagado y tan solo utilizarlo en casos de emergencia. Una buena praxis consiste en activar el desvío de llamadas del teléfono móvil al fijo de casa, así, cuando llegamos a ella podemos apagar el móvil y olvidarnos de él y seguimos estando localizados. Recomendamos instalar terminales telefónicos con cable, según lo indicado antes.

Cuando use teléfonos móviles es mejor emplear auriculares para reducir los campos electromagnéticos y dispositivos de protección adecuados. Mantenga los cargadores de móviles desconectados, cuando no los utilice.

Sustituir las televisiones y pantallas de ordenador antiguas de tubo CRT que consumen más electricidad y emiten más radiaciones (su transformador de líneas multiplica el voltaje interno hasta 45.000 voltios para excitar los electrones del tubo), por las actuales pantallas planas

LCD o LED porque no emiten radiaciones que nos puedan afectar y que además, como tienen ausencia total de parpadeos (oscilaciones), mejoran nuestra salud visual. Si no es posible la sustitución, mantendremos al menos una distancia de 3 metros de estos aparatos.

14.5 En el resto de la vivienda

Recuerde que paredes, suelos y techos no obstaculizan los CEMs (frecuencias electromagnéticas).

En la cocina nos separaremos un mínimo de 0,5 metros de los electrodomésticos en funcionamiento como licuadoras, batidoras, tostadoras, vitrocerámicas, etc. y un mínimo de 1 metro de lavavajillas, lavadoras y hornos microondas.

Utilizaremos cocinas a gas o vitrocerámicas **y evitaremos las placas de inducción** por el gran campo magnético que generan.

Hornos microondas: Este tipo de hornos generan radiaciones de microondas que excitan las moléculas de agua de los alimentos calentándolos. A pesar de que tienen una puerta blindada para evitar que salgan radiaciones al exterior, lo cierto es que todos tienen fugas porque es imposible retener semejante magnitud de radiaciones y los niveles de emisión a menos de 1 metro de distancia son muy elevados. Lo ideal es utilizar métodos convencionales para calentar la comida.

Limitar o **evitar los juguetes que utilizan radiofrecuencias**, como las conocidas videoconsolas que utilizan mandos inalámbricos con Bluetooth, WiFi e infrarrojos, los coches y aviones teledirigidos por radio control que funcionan a frecuencias de decenas de megahertzios, walkie-talkies, etc.

Evitar el uso de materiales sintéticos y plásticos (moquetas, alfombras, tarimas, prendas de vestir, muebles con materiales plásticos y laminados, sobre todo encimeras de cocina, etc.), para disminuir la electricidad estática ambiental. Conviene sustituirlos por ropa, calzado y muebles de fibras naturales. Para reducir la electricidad estática podemos ayudarnos de un humidificador que aumente la humedad ambiental al 40% o más para que el aire se comporte como un conductor natural y elimine la carga estática ambiental a través de las superficies metálicas como radiadores, cableado eléctrico, ventanas, etc.

Si es posible, utilizaremos **camas sin partes metálicas** y mesas de estudio/trabajo que no sean metálicas y sin bordes metálicos. Los materiales de hierro que forman la estructura de la cama, como el cabecero, piecero, canapé, somier, así como el colchón de muelles y las mesas de estudio con partes metálicas, además de comportarse como conductores eléctricos, pueden absorber y reconducir las radiaciones electromagnéticas ambientales, del cableado y dispositivos eléctricos próximos, actuando como antenas, distorsionando los campos magnéticos naturales y proliferando campos magnéticos constantes y eléctricos estáticos.

En general, y por el mismo motivo, evitaremos cualquier elemento metálico (lámparas, estanterías, equipos electrónicos, etc.) próximo a las camas y mesas.

Ventilar la casa a diario: Las casas "respiran" a través de las puertas y ventanas.

Para mejorar la calidad del aire del hogar ventilaremos todas las habitaciones al menos media hora al día para eliminar el exceso de iones positivos del ambiente. Investigaciones en todo el mundo han demostrado que el enriquecimiento del aire con iones negativos ayuda a respirar mejor, disminuye los dolores musculares y articulatorios y transmite una sensación de bienestar, especialmente a las personas con dolencias pulmonares y alérgicas al polen.

En cambio, las concentraciones de iones positivos en el aire nos hacen sentir fatiga, cansancio, mareo y puede provocar dificultades al respirar.

Los ionizadores pueden aportarnos una buena cantidad de iones negativos que nos facilitarán un relax físico y mental.

14.6 Relación de protectores para interiores

Hay diversas tiendas especializadas, por lo que no será difícil encontrar elementos útiles y no excesivamente costosos.

Cortinas y tejidos

Gran parte de la radiación electromagnética entra por las ventanas y puede ser necesario apantallarlas. Los tejidos especiales disponibles incorporan una malla de hilos delgados de cobre cubiertos con una capa de laca de plata para proporcionar sus propiedades de blindaje contra la radiación electromagnética. Actúan para la protección de los campos electromagnéticos de alta frecuencia (HF) y campos eléctricos de baja frecuencia.

Base de cama

Para obtener una jaula de Faraday completa se le añade un blindaje tipo baldaquín a modo de mosquitera que complementa la esterilla protectora directamente debajo de la cama o de la alfombra.

Pinturas

Las pinturas de blindaje electro-conductoras se emplean para la protección de grandes superficies contra la radiación de alta frecuencia y de los campos eléctricos de baja frecuencia. Son transpirables.

Desconectores eléctricos

Estos dispositivos eliminan todo el campo eléctrico y magnético generado por el propio cableado de la vivienda y sus electrodomésticos. Cuando detectan que no hay consumo eléctrico se activan desconectando el voltaje del circuito seleccionado. Utilizan un voltaje continuo de control de sólo unos milivoltios. Aconsejado para desconectar los circuitos eléctricos en las proximidades de las camas. También sirve como protección contra rayos en el caso de sobretensión causada por el impacto de rayos en la red de alimentación.

Láminas

Se fabrican con una aleación de cobalto para la protección de los campos magnéticos de baja frecuencia y para el blindaje de los campos eléctricos de baja frecuencia (con toma de tierra) y los campos electromagnéticos de alta frecuencia. Estas láminas autoadhesivas están recubiertas de metales para la protección de las superficies acristaladas contra la radiación de alta frecuencia (HF).

Filtros red eléctrica

La mayoría de los equipos eléctricos y electrónicos funcionan con pulsos de corriente que generan señales armónicas y altas frecuencias transitorias. Por este motivo, en el cableado eléctrico además de la señal eléctrica original de 50Hz, se encuentran otras muchas señales. Este ruido genera un campo electromagnético con un porcentaje elevado de frecuencias del rango de los 4KHz a 100KHz, asociados a los picos de voltaje que se propagan a través del cableado eléctrico y parece que afectan en mayor medida a nuestra salud.

Son filtros específicos para eliminar los parásitos y armónicos de la propia red eléctrica de la vivienda, es decir, para quitar la "electricidad sucia". La Dirty Electricity es lo que llamamos "ruido" eléctrico, y es el generado por los distintos electrodomésticos y que se propaga por el cableado eléctrico.

Resonancia Schumann

Probada en los transbordadores espaciales, se trata de un generador de impulsos que imita la frecuencia de la Tierra (entre 30.000 Hz). Esto ayuda a fortalecer, corregir y equilibrar el campo electromagnético del cuerpo distorsionado.

Doble espiral

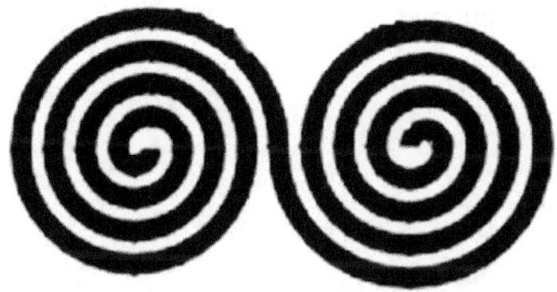

Armoniza las viviendas. Algunos dicen que este símbolo -hacia la derecha- era utilizado para invocar el elemento del agua o señalar fuentes potables y también era un símbolo de buena suerte, representando el equilibrio y la armonía del sol con la tierra.

Símbolo electrosmog

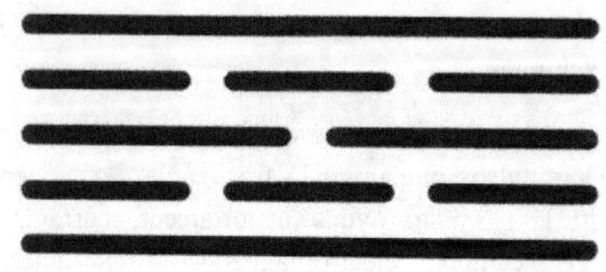

El símbolo electrosmog se coloca debajo de los electrodomésticos, televisor, ordenador, equipo de música o teléfono móvil e inalámbrico.

CAPÍTULO 15
Tratamiento natural

El proceso curativo debe comenzar inexcusablemente mediante **la adaptación a la enfermedad**, en lugar de luchar contra ella. Para ello disponemos de los elementos adaptógenos, entre los cuales las plantas medicinales juegan un papel tan importante como la propia mente. Estas plantas proveen al enfermo de sustratos bioquímicos que intentan estabilizar la energía y la información vital de las células afectadas, con el objetivo de aportar una entropía reversible, generándose como consecuencia una cascada de reacciones curativas, no precisamente en las zonas afectadas, sino en los órganos corporales que más van a incidir en la curación: glándulas endocrinas, médula espinal, y sistemas inmunitario y linfático. Es decir, se pide que sea la propia inteligencia corporal la que movilice la curación más acertada, la vuelta a la normalidad.

No se trataría de evitar los fármacos sintéticos cuando sean necesarios, aunque el objetivo primordial es utilizar recursos terapéuticos que restablezcan el funcionamiento bioquímico y biofísico del organismo, y para ello debemos dar preferencia a los productos orgánicos.

Encontrar el remedio natural es el gran reto, y teniendo en cuenta los grandes avances que hay ahora en medicina natural, no debe ser difícil.

15.1 Posibilidades de curación

Por desgracia, muchas personas creen que actualmente no existe una cura para la electro-hipersensibilidad, aparte de blindarse uno mismo de las fuentes ofensivas o alejarse. Pruebe en una casa remota y quizá lo logre, pero cerca habrá líneas eléctricas, ondas electromagnéticas procedentes de todo el mundo, emisiones de televisión vía satélite, y seguramente tendrá que convivir con aparatos eléctricos. Bien, puede sustituir el despertador digital por uno de cuerda, el horno eléctrico por otro de leña y la maquinilla de afeitar eléctrica por cuchillas desechables. En otro extremo, puede retirar por completo los equipos eléctricos, la electrónica en general, no sólo la moderna, y no conectar nada a la red eléctrica. Además, asegúrese de que no está accidentalmente cerca de una antena de telefonía plantada en la cima de esa montaña idílica. Finalmente, si tiene que llevar un teléfono móvil para casos de emergencia, asegúrese de quitar la batería cuando no lo utilice; pero no se olvide de tener una red de telefonía por si necesita llamar al médico.

Si ha decidido seguir este solitario, escabroso e insensato camino, seguramente se sentirá mucho mejor, pero posiblemente volverá a sus antiguos males en el momento en que acceda a su rutina diaria normal. Luego le quedaría comer alimentos biológicos, alejarse de las personas problemáticas, vestir ropa de tejidos naturales, beber agua sin cloro, etc. Nos parece demasiado agotador este planteamiento de vida.

Difícil, pues, la solución de la huida.

No se alarme. Le daremos algunas soluciones para que pueda vivir dónde y cómo quiera sin peligro.

Así que antes de gastar dinero en un dispositivo sensor EMF o un ingeniero profesional EMF, es razonable hacer sus propios experimentos en la eliminación de las fuentes potenciales de contaminación electromagnética, tal y como le hemos indicado anteriormente.

El tratamiento natural recomendado en este libro se basa en solucionar las diversas condiciones médicas que pueden haber contribuido al desarrollo de la hipersensibilidad electromagnética. La idea es mejorar el equilibrio orgánico del cuerpo, la homeostasis, así como restaurar las funciones propias de los sistemas. Por ello, planteamos la solución mediante la corrección de los factores que más nos preocupan:

1- Trastornos autoinmunes.

2- Presencia de metales pesados en el cuerpo.

3- Situaciones de estrés prolongadas.

4- Agotamiento físico o psicológico.

5- Debilidad por enfermedad o desnutrición.

6- Glucosa baja, hipotensión y colesterol alto.

15.2 Desequilibrios electroquímicos

Las personas con problemas electromagnéticos terminan teniendo problemas químicos en el cuerpo, y quienes tienen problema con la química corporal son más susceptibles a las EMFs. Por ejemplo, el nivel de acidez sanguínea aumenta, lo mismo que las enfermedades del corazón y desórdenes cerebrales. En los casos moderados, se pueden encontrar el déficit de atención y dislexia, y en los peores casos, cáncer del cerebro, enfermedades que nadie relaciona con las emisiones. Con el tiempo de exposición, se establece una sinergia entre los diferentes contaminantes que multiplican sus efectos.

El problema no es tanto la intensidad de la fuente de EM, como su cronicidad. Con el tiempo y aunque las emisiones sean de poca intensidad, el sistema nervioso termina agotado, lo mismo que la comunicación celular y especialmente el sistema inmunitario. Si este último se consigue estabilizar, lo que no resulta difícil, la curación es posible de una forma definitiva. **Una vez restaurado, se crea una memoria adaptativa que permite "recibir" a las radiaciones como elementos no hostiles**.

15.3 Resonancia molecular

Cualquier campo EM comporta una alteración en la condición de resonancia del o de los órganos o zonas respectivas. En cada una de las células de los seres vivos, se produce sobre los polisacáridos integrantes de una proteína presente en la membrana celular, una rotación característica en diferentes ángulos, que le es propia, frente al estímulo dado por determinada energía.

Diferentes glicoproteínas estimuladas con diferentes frecuencias pueden presentar reacciones dextrógiras y levógiras, que producen infinidad de posibles reacciones químicas en cada una de las células del organismo humano. Estas reacciones pueden estimular, frenar o distorsionar las moléculas del organismo como resultado de la interacción de la molécula con la radiación electromagnética, produciendo la formación temporal de "vibraciones moleculares". El hecho se basa en que los núcleos de ciertos átomos giran sobre su propio eje, generando un momento magnético que les hace comportarse como diminutos electroimanes.

La medicina cuántica aboga por integrar al paciente con el universo, a que perciba no tanto su interior, como el exterior. Si estamos generando continuamente radiaciones electromagnéticas en nuestro cuerpo y gracias a ellas vivimos ¿por qué no integrar las de fuera para que ambas sincronicen sus frecuencias? Sería como una gran orquesta a la cual, por fin, le hemos puesto un director.

15.4 Hipersensibilidad

Cuando los pacientes han adquirido un alto grado de sensibilidad a muchos factores presentes en los alimentos y / o el ambiente químico (múltiples sensibilidades), son muy propensos a adquirir igualmente una sensibilidad anormal a su entorno eléctrico como parte de este "paquete" de síntomas. **Es raro tener sensibilidades eléctricas sin sensibilidades químicas en curso.**

Esta sensibilidad eléctrica puede llegar a ser tan grave que una persona llegue a ser incompatible con la tecnología y no pueda funcionar en el ambiente moderno.

La Sensibilidad Eléctrica no es excluyente de otras condiciones clínicas y puede coexistir con otras, e incluso desencadenar una enfermedad física o mental, por lo que el diagnóstico y la terapia son más difíciles. Los medicamentos pueden producir respuestas anormales, efectos secundarios, incluso sensibilización crónica al entorno eléctrico.

El tratamiento eficaz para muchas respuestas alérgicas a los alimentos, productos químicos y materia inhalado, incluye la neutralización de los efectos de los alimentos y los productos químicos, minimizando la exposición a frecuencias electromagnéticas y los productos químicos nocivos, restaurando el estado nutricional, especialmente de las membranas celulares, y la eliminación de metales pesados. El concepto general es tratar de reducir la carga corporal total de los factores de estrés. Qué factores de estrés se busca reducir puede ser una cuestión de elección, aunque algunas tensiones son involuntarias. Donde ya existe estrés químico, la exposición a un estrés eléctrico no puede ser una opción. Cuando los alimentos y los productos químicos sensibilizantes están bajo control el cuerpo se desintoxica, y las sensibilidades eléctricas suelen desaparecer también. Los síntomas por lo general desaparecen en el orden inverso a su aparición. Si una persona está trabajando o durmiendo en una zona de estrés geopático (que puede ser eléctrico de origen), entonces los problemas pueden persistir y resistir a las terapias. Después de que un paciente ha sido desintoxicado químicamente, una "memoria" o "miasma" de la toxina pueden permanecer en el cuerpo y esto debe ser eliminado por la homeopatía y otros productos naturales.

15.6 Eliminación de los síntomas

El Dr. Brian Clement sostiene que la mayoría de afectados pueden lograr su curación total o al menos una sensible mejoría, adoptando un estilo de vida saludable.

Según sus experiencias, el cuerpo humano es principalmente electromagnético y hay que reemplazar el paradigma de la biología física con el quántum humano. El cuerpo tiene cien billones de células que tienen una frecuencia electromagnética. Cuando esta frecuencia es anormal, la célula puede deformarse y desarrollar cáncer, o, si tiene suerte, la célula se convierte en un quiste, o se declara una enfermedad cardiovascular o enfermedad mental. Aquí hay una explicación más simple: cuando miramos las células saludables bajo un microscopio, vemos las células moverse en el sentido de las agujas del reloj, al ritmo del océano, la rotación de la tierra, etc. Todo tiene una conectividad electromagnética. En cualquier móvil, hay varios elementos, pero uno de ellos es la magnetita que le conecta al electromagnetismo. Puede conectarle a una persona que vive a 20.000 kilómetros de distancia, incluso en la Luna, y desgraciadamente se debe a las EMFs. El cuerpo actúa como una esponja. Todos los médicos, incluso los más conservadores, están investigando con los dispositivos electromagnéticos, pero como la mayoría están formados en los postulados de la industria farmacéutica, tratan los síntomas con productos químicos. Añaden una sustancia tóxica a otra. No esperan neutralizarla, sino solamente mitigar los síntomas.

¿Qué ocurre cuando se emplea una MRI (Resonancia magnética), un examinador de CT (células embrionarias) o ultrasonidos? Éstas son las maneras de medir las biofrecuencias, las frecuencias electromagnéticas en las células. Es un arte, una ciencia sofisticada que determina qué enfermedad lo aflige por la frecuencia incorrecta de sus células. Así que posiblemente la solución para las enfermedades ocasionadas por el electromagnetismo es tratarlas con una frecuencia electromagnética correcta o blindarse contra las radiaciones.

El cuerpo puede tolerar alguna interferencia electromagnética, pero cuando es constante, las células empiezan a morirse, deformarse o no regenerar los huesos, órganos y tejidos. Este problema, al que denominaremos electropolución, es el elemento contaminante más importante, seguido por los químicos y los metales pesados.

CAPÍTULO 16
Pautas del tratamiento global

16.1 Mejorar el estilo de vida

En primer lugar, es necesario comprender que la nutrición y el estilo de vida diaria pueden hacer que acumulemos metales tóxicos o que al contrario, contribuir a que se eliminen.

Es importante:

Comer alimentos orgánicos para minimizar la sensibilidad a los alimentos.

Beber agua azul solarizada, destilada, o filtrada.

Tratamiento de sauna tradicional con madera y vidrio o cerámica.

Comer una dieta saludable adaptada a la propia constitución y tipo de vida, así como hacer ejercicio regular, forma la base de la salud óptima, y puede ayudar a reducir la carga tóxica.

Otros dos factores que juegan un papel fundamental aquí son: dormir bien y tomar el sol de la primera hora de la mañana.

Esto se debe a que el sueño y la luz solar tienen un impacto directo en los niveles de melatonina, uno de los agentes de desintoxicación más potentes que eliminan los metales del cerebro de forma natural.

El aumento en la producción de melatonina puede realizarse de tres maneras:

1. Dormir en oscuridad absoluta.

2. Conseguir al menos una hora de exposición a la luz del día cada día, preferentemente al amanecer.

3. La reducción de la electro-polución en los dormitorios (es decir, eliminar despertadores eléctricos, teléfonos de casa inalámbricos).

La **melatonina** no es sólo el agente de desintoxicación más importante para su cerebro; también es un importante antiinflamatorio y antioxidante. Y como se dijo antes, la radiación electromagnética puede empeorar la inflamación mediante la creación de micotoxinas más potentes, por lo que la reducción de la inflamación es vital.

A 1997 se confirmó que la exposición a campos electromagnéticos, incluso de bajo nivel (12 miliGauss) y la exposición a 50-60 hertzios, pueden reducir significativamente la producción de melatonina.

16.2 Metales pesados

En cierto modo, todos somos sensibles a las EMFs y entre el 3 y el 5% somos hiper-electrosensibles (EHS). La razón para que a unas personas les afecte y a otras no estriba primero en la cantidad de exposición que unas personas reciban, pues a todos nos afecta. La exposición a las radiofrecuencias durante la gestación, en la niñez, posiblemente las vacunas, así como los metales pesados, quizá sean la causa de estas diferencias. Si las células, especialmente del sistema inmunitario, han absorbido metales pesados, estos elementos atraerán y reforzarán las frecuencias eléctricas como si fueran un pararrayos, lo que las hace más sensibles a desarrollar síntomas de EHS.

Ahora ya no hay ninguna duda que la combinación de metales pesados y EMFs es la causa primera de hipersensibilidad a varias frecuencias.

Los metales pesados son: Arsénico (As), Cadmio (Cd), Cobalto (Co), Cromo (Cr), Cobre (Cu), Mercurio (Hg), Níquel (Ni), Plomo (Pb), Estaño (Sn) y Cinc (Zn).

Estos elementos tienen una gravedad específica significativamente superior a la del sodio, calcio, y otros metales ligeros, presentándose en diferentes estados de oxidación en agua, aire y suelo y diversos grados de reactividad, carga iónica y solubilidad en agua.

Los metales que más afectan a nuestro organismo:

Mercurio

Las fuentes más comunes de contaminación por mercurio en las personas son las amalgamas dentales (ya en franco desuso) y el consumo de pescados y mariscos contaminados. Los peces más contaminados de consumo frecuente son el jurel, el tiburón, el pez espada, el blanquillo, el marlín y el atún.

Tristemente, el mercurio también es un ingrediente de algunas vacunas, como la de la gripe o influenza, vinculada al autismo, Síndrome de Atención Dispersa y asma.

Cadmio

Es utilizado en fertilizantes agrícolas, PVC y también es un subproducto de la contaminación de los automóviles. De hecho, se estima que el 50 por ciento del cadmio en nuestro organismo proviene de estas emisiones.

Afecta a riñones, pulmones, hígado, huesos y cerebro. En altas dosis, provoca vómito, diarrea e irritación en estómago y pulmones. La exposición prolongada se ha asociado con cáncer de pulmón e hipertensión.

Aluminio

Es un contaminante presente en una gran cantidad de productos, desde puertas y ventanas, hasta estructuras de uso cotidiano (frigoríficos, automóvil, equipos de audio), papel para envolver alimentos y cosméticos, especialmente desodorantes. Por ello, eliminar el contacto y la contaminación por aluminio se ha vuelto casi imposible en el mundo moderno.

El aluminio es la principal causa del aumento del mal de Alzheimer, así como daños al sistema nervioso central, al sistema digestivo y a los riñones.

En la actualidad, los metales pesados están en todas partes. Desde el cadmio en el humo de los cigarros y en el agua, el mercurio en el pescado y amalgamas dentales, el aluminio en los alimentos enlatados, alimentos cocinados en batería de cocina de aluminio y el plomo en las pinturas y pesticidas, los metales pesados penetran nuestro aire, agua, tierra y alimentos. Cada vez son más los médicos que reconocen que la toxicidad por metales pesados es una causa subyacente importante de muchas enfermedades degenerativas crónicas. Aunque es casi imposible eliminarlas del medio ambiente, podemos sacarlas continuamente de nuestro organismo.

Entre los problemas de salud en los que están involucrados los metales pesados se encuentran la arteriosclerosis, la hipertensión arterial, la esclerosis múltiple, enfermedades inmunológicas y el sobre crecimiento de la Candida albicans. La evidencia ha demostrado que muchas mujeres con infecciones crónicas y persistentes por esta levadura, sufren de altos niveles de mercurio.

Vamos a detallar dónde se encuentran:

Cadmio

Baterías recargables de Níquel/Cadmio (Ni/Cd)

Fertilizantes

Pigmentos y estabilizadores en plástico y PVC

Pigmentos en pinturas

Galvanización

Catalizadores y conservadores en la industria del plástico

Fumar unos 20 cigarrillos puede provocar la inhalación de unos 2 a 4 μg.

Cobre

Puede encontrarse en el agua potable, procedente de las cañerías de ese metal o de aditivos empleados para evitar la proliferación de algas.

El cobre no es magnético; o más exactamente, es un poco paramagnético, pero su conductividad térmica y eléctrica son muy altas. Se caracteriza por ser uno de los mejores conductores de electricidad (el segundo después de la plata) y gracias a su alta conductividad eléctrica, ductilidad y maleabilidad, se ha convertido en el material más utilizado para fabricar cables eléctricos y otros componentes eléctricos y electrónicos.

Como un buen conductor de electricidad, el hilo de cobre se emplea en los electroimanes, relés e interruptores eléctricos. Esta propiedad resulta útil para derivar las radiaciones electromagnéticas hacia el suelo, como una toma de tierra, en lugar de permitir que incidan en el individuo. Poner alambre de cobre en sitios estratégicos e incluso llevar pulseras de cobre, contribuirá a derivar las emisiones.

Cromo

Se usa en aleaciones y pigmentos para cemento, papel, pinturas, caucho y otras aplicaciones.

Mercurio

Actividades mineras de extracción de oro, plata y cobre.

Fundición primaria y secundaria de metales.

Combustión de carbón en la generación de electricidad.

Industria de cloro-sosa.

Incineración de residuos peligrosos y biológicos infecciosos.

En forma de metilmercurio, se encuentra en la trucha arco iris y el hígado del lucio.

Como mercurio inorgánico en los camarones, mejillones y algas.

Plomo

Fundición primaria y secundaria de metales

Producción de pinturas

Elaboración de latas soldadas con plomo

Industria electrónica.

Elementos de salud

16.3.1 Desintoxicar

Resulta difícil hablar de desintoxicar al organismo de unas radiaciones que no se acumulan en ninguna zona corporal, aunque sí se suman sus efectos. El primer paso indudablemente sería eliminar los metales no deseados del cuerpo, algo que en principio parece sencillo, como por ejemplo, adelgazando. Esto se debe a que **la grasa corporal almacena la mayoría de los metales** corporales.

Segundo, se recomienda el uso diario de una **sauna por infrarrojos** (30 minutos al día), pues tienen una frecuencia que calienta el interior de células somáticas y las abre para que liberen las sustancias no deseadas. Es importante beber agua pura mientras nos exponemos a los infrarrojos.

También resulta de utilidad darse un baño caliente con **arcilla** roja que extraiga del cuerpo las radiaciones y numerosas toxinas. Hay quien añade al agua polvo de **jengibre** que calienta el cuerpo y abre los poros de la piel proporcionando energía iónica. Antes de que el agua se enfríe hay que darse una ducha con agua templada.

Extremadamente importante es sacar todos los metales pesados fuera del cuerpo, incluyendo los empastes de mercurio, las fundas dentales con costuras metálicas, pernos, cables y grapas utilizadas en cirugía, joyería de metal y prendas de vestir, etc. No se olvide de evitar el pescado azul, salvo el que se cría en piscifactorías libres de metilmercurio.

Hay que aumentar los niveles de **yodo** en el cuerpo, y tomar suplementos de selenio, B-6 y magnesio que son importantes para ayudar en la absorción del yodo. Esto ayuda a la desintoxicación de metales pesados, permite el funcionamiento adecuado de la tiroides, ayuda a eliminar las bacterias patógenas del cuerpo y a proteger las células de la radiación. Los niveles bajos de yodo están implicados en ciertos tipos de cáncer.

Parches

Hay a la venta parches conteniendo ciertas sustancias, como Glutatión y Carnosina, que se publicitan como adecuados para las radiaciones electromagnéticas. Estos nuevos parches de nanotecnología se afirma que fortalecen y protegen pues proporcionan niveles altos de antioxidantes, reparan el daño celular, protegen el ADN, las neuronas y el sistema inmunológico.

Bacterias parásitas

Averigüe si tiene un crecimiento excesivo de bacterias de Lyme (espiroquetas) y otras similares. Esta bacteria se puede contagiar por acampadas al aire libre o tener mascotas portadoras. En ocasiones, la hipersensibilidad electromagnética parece tener una relación entre la bacteria de Lyme, pues le gusta comer los residuos de metales pesados impregnados de frecuencias electromagnéticas, que le ayudan a multiplicarse. Esta bacteria es transmitida por las garrapatas.

16.3.2 Meditar, tanto como sea posible

La meditación ayuda a enfocar y esto es una buena manera de mejorar. De lo que se trata es que el cuerpo sintonice con el exterior, que lo reciba en lugar de enfrentarse a las radiaciones. Con el tiempo, lo que es permitido se integra y no distorsiona.

16.3.3 Liberar endorfinas

No hay enfermedad que se pueda resolver en un estado de tristeza, así que le vamos a recomendar algunas soluciones que le servirán para no estar deprimido.

Estirar el cuerpo al levantarse por la mañana haciendo un calentamiento progresivo de todas las articulaciones. Estirar primero estando acostado en la cama y después al levantarse y ponerse en pie.

Alimentarse adecuadamente durante todo el día evitando alimentos que no aceptemos con agrado. Si no le apetece comer algo, aunque le digan que es muy saludable, no lo coma. Una buena opción son alimentos como el plátano, el salmón, el chocolate amargo, el jengibre y las legumbres, entre otros.

Ejercicio físico, al menos 30 minutos al día.

Escuchar música que levante el ánimo.

Abrazar a un ser querido a lo largo del día.

Realizar una buena acción por alguien cada día.

Trabajar los músculos faciales con la sonrisa.

16.3.4 Reiki

La idea de este sistema se basa en quitar la sensibilidad eléctrica mediante la eliminación de los patrones mentales / emocionales que se adjuntan, como el miedo, el odio, la ira y la negatividad hacia la electricidad, buscando re-diseñar el aura y el cuerpo para que sean afectados por la electricidad. Una sesión de reiki incluye la energía de sanación, orientación intuitiva y compensación eléctrica, así como la limpieza de toda la electricidad que el enfermo está manteniendo magnetizada por la entrada continuada de electricidad en su cuerpo.

16.3.5 Sales de Epsom

Una técnica de compensación de energía se realiza a base de las sales de Epsom. En la ducha y una vez el cuerpo mojado, hay que frotar el cuerpo con las sales de Epsom y dejar reposar durante 5 minutos y lavar a continuación para descargar la carga eléctrica del cuerpo.

Esto es bueno para hacer todos los días si se utiliza un ordenador u otros dispositivos eléctricos fuertemente cargados.

16.4 Acupuntura y meridianos

De acuerdo con las clásicas ideas chinas registradas alrededor del 200 a.C., algo que se llama Qi vincula los órganos del cuerpo a puntos específicos en la piel, a lo largo de lo que se denominan meridianos. El Qi refleja el estado de un sistema del cuerpo, que puede estar sub o sobre-activado. A su vez, un órgano del cuerpo puede ser afectado mediante un punto de acupuntura apropiado mediante tratamiento con agujas o presión. Se reconocen doce órganos del cuerpo y éstos se distribuyen entre dos sistemas llamados Yin y Yang que se complementan entre sí.

Una frecuencia de 7,8 Hz que se utilizó en algunos dispositivos de protección terapéuticos o ambientales para estimular mediante la acupuntura el meridiano del corazón y las mediciones, confirmaron rápidamente este efecto.

Otras mediciones revelaron que cada meridiano de acupuntura y también cada chakra, tenían una frecuencia característica endógena y que muchas de las frecuencias que se había activado o neutralizado en estos pacientes, fueron las frecuencias endógenas de los meridianos de acupuntura y chakras.

Los meridianos de acupuntura detectados en estos enfermos suelen estar bajo estrés y necesitan estimulación. Se establece una sincronización que significa que una frecuencia es capaz de sustituir la frecuencia endógena normal. Esto puede ser desde el medio ambiente o en el cuerpo.

Una vez que la frecuencia se ha sincronizado con el meridiano, se deberían anular las frecuencias de los meridianos endógenos y sus fluctuaciones metabólicas relacionadas.

Además de las frecuencias endógenas normales, ciertos puntos de acupuntura llevan las frecuencias de otro meridiano al cual están conectados.

El meridiano del estómago es anormal en dos aspectos: en primer lugar, los lados izquierdo y derecho tienen diferentes frecuencias endógenas, en segundo lugar, muchos pacientes tenían más de una frecuencia capaz de arrastrar los meridianos del estómago.

Estos resultados muestran que los pacientes con hipersensibilidad eléctrica tienen una buena cobertura de frecuencia global de los puntos de acupuntura Ting.

El Dr. R Voll utilizaba mediciones de resistencia eléctrica en los puntos de acupuntura para evaluar el estado del sistema de los meridianos y el cuerpo, aplicando técnicas de retroalimentación eléctrica para la terapia.

16.5 Homeopatía

Somos conscientes de que Samuel Hahnemann (1755-1843) sabía de los posibles efectos homeopáticos de la electricidad y su dinamización, tal y como aseguró: "Las fuerzas dinámicas del magnetismo mineral, la electricidad y el galvanismo se integran plenamente con nuestro cuerpo, del mismo modo que lo hacen los remedios homeopáticos". Él continúa diciendo que "... aún sabemos demasiado poco sobre la forma correcta de utilizar la electricidad, el galvanismo y las máquinas electromagnéticas para darles un uso homeopático. Hasta ahora la energía electromagnética se ha utilizado sólo de forma inconsciente, con gran daño en ocasiones, pero los remedios homeopáticos tienden a equilibrar sus efectos".

Hoy en día, las posibilidades de curación mediante la homeopatía, o al menos haber visto disminuir su sensibilidad, alcanza ya un 80% de eficacia. Lo importante, como es sabido, es encontrar el remedio adecuado a cada individuo, la dilución idónea y el momento apropiado para tomarlo.

La homeopatía es ya un valor seguro en la medicina, pues estimula y optimiza todas las funciones del organismo, tanto a nivel físico, emocional y sensitivo, como dinámico y sutil. En un plano físico e inmediato, la acción del remedio homeopático tiene como finalidad "recordar" a los tejidos y sistemas sus funciones naturales óptimas, hacerle que reaccione y revierta al estado anterior de salud. En un plano mental e integral actúa de la misma manera, pero incidiendo en la conciencia y en la identidad humanas. De manera más sencilla, la Homeopatía no busca suplir funciones debilitadas, ni curar de fuera adentro. Lo esencial es que el organismo reaccione, pues de no ser así cuando suprimamos el remedio posiblemente recaerá a su estado de enfermedad.

La homeopatía trabaja con la memoria de la sustancia original, la cual en principio, no es modificable por el electromagnetismo, aunque sí mediante el proceso denominado sucusión o dinamización. El cuerpo "entiende" al producto ingerido y establece rápidamente una afinidad y concordancia, la cual, a su vez, corrige el problema subyacente del organismo enfermo. En el caso del electromagnetismo, no lo rechaza, sino solamente lo acepta y lo integra, restableciendo los desórdenes de comunicación celular que había.

El orden natural es el equilibrio, la salud, y aunque ver que un paciente alcanza la salud mediante nuestros cuidados es gratificante, lo mejor es que la enfermedad se haya resuelto por el propio mecanismo de autocuración, y que no dependa del terapeuta durante más tiempo.

La terapia homeopática se comporta como catalizador indiscutible del proceso curativo, del camino hacia la plenitud, estimulando y acelerando los procesos que definen y sustentan la armonía cuántica. En la hipersensibilidad electromagnética, constituye el remedio de elección, por su rapidez y eficacia.

No es difícil descubrir qué significan los síntomas de una enfermedad, qué muestran, qué nos dicen, pues son los medios por los que la naturaleza lucha para liberar al organismo de la enfermedad. Todo organismo posee un mecanismo de defensa (una manifestación de la fuerza vital que actúa en la enfermedad), que se pone en marcha tan pronto como el cuerpo es invadido por un agente patógeno externo o interno, desde que se declara el desorden energético en un órgano. ¿Es el cerebro quién dirige esta curación, o es cada célula o enzima interna quienes desencadenan el proceso? ¿No es durante el sueño cuando se realiza el milagro de la reparación, cuando el niño crece, cuando el deportista aumenta su potencial? Si precisamente en ese momento nuestro asombroso cerebro está igualmente descansando, quizá es porque su papel en la salud no es tan vital como pensamos.

Hahnemann nunca admitió el papel del cerebro en los procesos curativos, y siempre se refería a un campo electromagnético, quizá influenciado por los nuevos experimentos que en su época se hicieron con la electricidad y el magnetismo, insistiendo en que los síntomas no son más que reacciones que tratan de liberar al organismo de influencias dañinas, o sea, manifestaciones materiales de trastornos en ese campo electromagnético, y en esto el pensamiento tiene la mayor influencia. La función de la homeopatía consistiría, por tanto, en fortalecer el mecanismo de defensa natural del organismo, aumentando sus recursos y energía, actuando en la misma dirección que la fuerza vital. Al mismo tiempo, la labor del homeópata radicaría, -aunque nos cueste admitir esta terminología- en encontrar aquella sustancia cuyo "índice vibracional" armonice con el del paciente durante esa enfermedad concreta y en ese momento.

El punto principal es que todo existe en un estado de vibración y todo campo electromagnético se caracteriza por índices de vibración o frecuencias que pueden ser medidos en el organismo humano. Esta frecuencia vibracional puede cambiar cada segundo, según el estado mental, estrés interno o externo o enfermedades y alterar el campo electromagnético, la fuerza vital. Afortunadamente, nuestro organismo compensa y equilibra continuamente las alteraciones vibratorias y nuestra estabilidad mental y física continúa. Solamente cuando ello no es posible aparecen los síntomas, que no son sino las manifestaciones del intento de lograr el equilibrio. Si en este momento administramos el producto homeopático, que por sus propias características posee su propio índice de vibración, se comportará como un "afinador de resonancias", y si lo consigue el cuerpo orgánico comenzará entonces la labor de autoajuste, pues dispone ya de la adecuada armonía. Sería como una orquesta compuesta de muchos músicos, pero que no logran funcionar como un todo hasta que no aparece su director.

Más adelante le indicaremos algunos de los remedios recomendados que deberá tomarlos una hora antes de cualquier comida, depositándolo directamente debajo de la lengua, sin ayuda de ningún elemento. No lo chupe ni mastique, déjelo así hasta que se absorba. En la medida en que las características de la enfermedad descrita se asemejen a usted mismo, así de eficaz será el remedio.

Tómelo una o varias veces al día según la sintomatología y cambie la "potencia" o dilución según este esquema: Síntomas suaves, diluciones pequeñas (4 a 8 CH); síntomas intensos, diluciones altas (9 a 15 CH); síntomas crónicos o antiguos, diluciones muy altas (15 a 200 CH).

16.6 Tratamiento Ayurveda de ERSS

El enfoque de Ayurveda para el tratamiento de ERSS se pueden clasificar en las modalidades mecánicas, de manipulación y materiales, incluyendo la terapia marma, es decir, la manipulación y otros tratamientos de los puntos marma, incluyendo la aplicación de aceites medicinales y la eliminación de los organismos causantes del entorno de la víctima. Los puntos marma son en total 107 y están categorizados en términos de su efecto sobre la vitalidad del cuerpo. Algunos puntos cuando están lesionados sólo causan dolor, pero otros pueden ser mortales.

Hierbas medicinales y terapia marma para ERSS

Algunos médicos sugieren que la manipulación de puntos marma específicos con una mezcla de aceite esencial de sándalo y aceite de ricino prensado en frío frotando en los puntos, limpia directamente los nadis (canales a través de los cuales fluye el prana, o energía). Otras cremas a base de hierbas y aceites esenciales pueden emplearse para dar masajes en los patrones preestablecidos de los puntos marma, por lo general mientras se recita un mantra. Las hierbas (tomadas internamente o como aceites tópicos) pueden ser:

Arjuna (Terminalia Arjuna) y Ashoka (Sarca indica): ambas entregan prana al corazón y equilibran las emociones.

Brahmi (Bacopa monniera): mejora el flujo de prana a la mente y el poder de dhi (aprendizaje), dhriti (retención), y smriti (memoria).

Chandan (sándalo, Satalum album): rehidrata los canales y alivian los ojos.

Gulab (Rosa mosqueta): rehidrata la piel.

Jatamansi (Nardo, Nardostachys jatamansi): útil en la represión de las desregulaciones de los nervios que resulta en espasmos, convulsiones, etc.

Prasarini: una formulación de múltiples hierbas que limpia y abre los canales.

Lajjalu (Mimosa, Mimosa pudica): útil en la regulación de la menstruación y el funcionamiento endocrino. Beneficia a algunas erupciones cutáneas inflamatorias.

Shankhapushpi: útil en la mejora de la integración cognitiva y el funcionamiento y en el tratamiento anterógrado y la amnesia retrógrada asociada con choques electroconvulsivos. Evita la neurotoxicidad.

Tulsi (albahaca morada, Ocimum sanctum): Aumenta la resistencia a la contaminación del medio ambiente.

Yashti Madhu (regaliz, Glychorrhiza glabra): restablece el equilibrio y los suministros soma con predominio de prana al sistema celular más profundo.

Además de sus otras funciones, todo lo anterior soporta los canales vibratorios prana y el sistema nervioso, eliminando la contaminación y mejorando la recepción y el flujo de prana.

Tratamiento de los puntos Marma

Los puntos marma se tratan a partir de las Adhipati y moviéndose hacia abajo para dar masajes a todos los puntos anteriores, mediante la aplicación de los aceites seleccionados con un movimiento circular hacia la derecha con el dedo (con trazos de masaje muy suave hacia la derecha en un movimiento circular, como si el reloj estuviera dentro del cuerpo). Después del masaje Marma, hay que hacer un masaje completo para todo el cuerpo usando una presión suave, dejando reposar al sujeto durante 20 minutos.

16.7 Limpieza vibracional

Cada mañana y tarde hay que hacer un masaje vibratorio de limpieza por todo el cuerpo sin tocarlo, en un movimiento de deslizamiento de las manos, a partir de la cabeza y hasta los dedos de los pies. En otras palabras, con la mano derecha sobre la palma por encima del lado izquierdo de la cabeza, se hacen movimientos de barrido repetidas veces sobre la superficie del cuerpo y extendiéndolo desde el lado izquierdo de la cabeza en diagonal a través del cuerpo y terminando en el mismo pie derecho. Repetir el mismo proceso con las manos invertidas y tratar tanto la parte delantera, como la trasera del cuerpo. Este procedimiento debería continuar durante unos 5 minutos.

Recomendaciones dietéticas para la reducción ERSS

Los alimentos orgánicos frescos, especialmente calabazas de verano, verduras orgánicas frescas, frutas jugosas dulces y frescas, yogur fresco, ghee de vaca elaborado con mantequilla orgánica con pasto cultivado.

Cocinar adecuadamente mejora el soma, abre los canales y los limpia. Hay que añadir especias como el comino, jengibre, cilantro, hinojo, pimienta negra, cardamomo verde y cúrcuma, en proporciones adecuadas adaptadas a la propia constitución.

He aquí un compuesto de té de hierbas útiles para equilibrar los efectos de la REM:

¼ cucharadita de semillas de cilantro.

Pétalos de rosa orgánica.

1 pizca de bacopa (Bacopa monieri) o cúrcuma.

1 cuarto de agua purificada o solarizada.

Instrucciones:

Hervir el agua y luego añadir las especias. Tapar y dejar que las especias y hierbas se diluyan. Beber a temperatura ambiente sorbiendo lentamente durante todo el día.

Otras medidas para reducir ERSS

Los que sienten que son sensibles a los campos electromagnéticos en general, deben tratar de reducir su exposición a fuentes electromagnéticas tanto como sea posible. La evitación completa de los campos electromagnéticos presenta grandes dificultades prácticas en la sociedad moderna, aunque las medidas siguientes pueden permitir un alivio considerable dependiendo de la fidelidad con la que se replican.

Utilizar plantas de interior donde están los dispositivos de generación de EMR para purificar el aire.

Caminar al aire libre bajo la luna, sobre todo cuando la luna está llena o casi llena.

Acostarse en el suelo orgánico (arena o arcilla, tierra limpia).

Caminar cerca del agua (lagos o ríos) o pasar tiempo bajo árboles grandes y verdes.

Abrazar un árbol. Ponga su pecho (área del corazón) en el tronco durante unos minutos.

Hacer un descanso cada dos horas y salir al aire fresco.

Enjuagarse la cara con agua fría tres a seis veces por día.

Retirar las redes Wi-Fi e instalar cable o por lo menos apagarla antes de ir a la cama. La fibra óptica es adecuada.

Eliminar el uso de microondas o mantenerse alejado de ellos cuando funcionan. Especialmente, no mirar a través del cristal.

Retirar los relojes digitales y otros aparatos electrónicos del dormitorio y sala de estar más frecuentados, llevándolos a una parte más distante de la vivienda.

Las mujeres embarazadas y los niños deben sobre todo limitar el teléfono móvil y el uso del ordenador.

La base de pruebas en relación con la realidad clínica y las opciones de tratamiento para el síndrome de sensibilidad a la radiación electromagnética (ERSS) son limitadas y se necesita más investigación, antes de que se puedan establecer recomendaciones clínicas definitivas o llegar a conclusiones extraídas de experiencias personales tanto de la biomedicina, como del Ayurveda.

Sin embargo, la evidencia disponible actualmente sugiere que varias de las etapas anteriores pueden ser eficaces para las personas que denuncian ser hipersensibles a los campos electromagnéticos débiles.

Los remedios

Los médicos rusos hay logrado resultados positivos con inyecciones intravenosas de 40% de glucosa, 5% de ácido ascórbico y ginseng. Los médicos chinos, por su parte, emplean el hongo **Ganoderma** (también conocido como Reishi o Lingzhi) y **Krestin** (coriolus versicolor) para reforzar la recuperación celular y la immunodeficiencia.

Ante una exposición continuada y si no se hace algo al respecto, los síntomas irán en aumento, pero aquellas personas tratadas logran en poco tiempo una mejora del 60%, coincidiendo con la mejora en sus nervios y neuronas.

La **meditación** ayuda a concentrarse y es el remedio más sencillo… y barato. Cualquier cosa que se haga pensando que irá bien, así será. **La mente se tranquiliza con la esperanza y se desorganiza con el pesimismo.** Podemos hacer otras cosas simples, como caminar descalzo sobre el suelo o en madera dura o suelo de baldosas. Esto ayuda a derivar las radiaciones.

También se puede colocar un alambre de cobre alrededor de la casa o en su defecto del dormitorio y lugar de trabajo, bien pegado a zonas de metal que estén ligadas a tierra o muro. Hay quien se pone un colgante de argonita alrededor del cuello que actúa –dicen-como un escudo EMF.

A nivel de nutrición hay que evitar la carne, ya que con demasiada frecuencia contiene metales pesados conductores de la electricidad. La mayoría de los metales pesados se almacenan en la grasa corporal, órganos y células, así que el primer paso es deshacerse del exceso de grasa.

En segundo lugar, se recomienda el uso diario de una sauna de infrarrojos (30 minutos/día), y el consumo abundante de **Chlorella**, un alga azul verde de agua dulce. El alga absorbe los metales pesados que luego son eliminados por las heces, y las ondas infrarrojas tienen una frecuencia que calienta el interior de las células del cuerpo y las abre, permitiendo que expulsen lo que no necesitan. La explicación a esto es que la membrana celular se vuelve más permeable.

Es también muy importante beber agua pura o, mejor aún, agua solarizada dentro de una botella azul oscuro.

Otro remedio muy racional es el uso de la **arcilla roja**, por sus propiedades absorbentes. Y respecto a los nutrientes, encontramos bastante útil los suplementos del grupo B para permitir que las neuronas crezcan y recuperen su estado normal.

En cuanto a los minerales hay que evitar el calcio que proviene de la concha de ostra y emplear minerales iónicos como son el manganeso, magnesio, fósforo y calcio orgánico. Hay que disminuir también la dosis de sal común, que aumenta las frecuencias eléctricas en el cuerpo.

Si es posible, es muy importante tomar baños minerales, poniendo sal del Mar Muerto o sal marina sin refinar. En agua muy caliente durante 20 a 30 minutos por la noche antes de ir a la cama. Si se quiere un efecto más potente agregar jengibre en polvo. Esto calienta el cuerpo y abre suavemente los poros de la piel para dar más energía iónica y para conectar a tierra la energía electromagnética del cuerpo. El agua, por supuesto, es el mejor conductor.

16.6 Los remedios naturales

Si hay una patología en la cual nunca estará justificado el empleo de productos químicos para intentar solucionarlas, esta es el síndrome de Hipersensibilidad Electromagnética. Es por eso que lo que mostramos a continuación son la gran variedad de productos naturales que pueden aliviar los síntomas y en ocasiones resolverlos definitivamente. En cualquier caso, la mejoría siempre será notoria, evitando que el enfermo tenga que abandonar su puesto de trabajo o su residencia, en busca de un ambiente que no sea hostil. Del mismo modo que los que padecen alguna enfermedad infecciosa no necesitan introducirse en una cámara estéril para combatir a las bacterias, los afectados por EM deberán fortalecer su organismo de tal manera que ya no les afecten las radiaciones. Con el tiempo, los tratamientos que aquí les recomendamos -y que requieren una selección por parte del afectado-, no solamente le permitirán convivir con los miles de aparatos electrónicos y de radiofrecuencia que le rodean, sino que su salud en general aumentará sensiblemente.

El tratamiento se basa en una simple trilogía:

> Desintoxicar el organismo en su conjunto.
>
> Restablecer la función correcta del sistema inmunitario.
>
> Potenciar la capacidad de adaptación a los ambientes hostiles.

Deberá evitar o corregir:

> Las enfermedades autoinmunes
>
> Los metales pesados
>
> El estrés y el agotamiento
>
> La debilidad y la desnutrición
>
> La glucosa baja, el colesterol alto y la hipotensión.

Es posible tratar la sensibilidad eléctrica mediante el tratamiento primario de la alergia alimentaria y química, minimizando al mismo tiempo las exposiciones electromagnéticas y la sobreexposición a los productos químicos nocivos y restaurando el estado nutricional, especialmente de las membranas celulares. Cuando la comida y las sensibilidades químicas están bajo control y el cuerpo se desintoxica, y las sensibilidades eléctricas suelen mejorar.

Se ha observado una alta correlación con la sensibilidad a los metales como el zinc, cobre, acero inoxidable, titanio, molibdeno, manganeso y magnesio.

La exposición a plaguicidas es el iniciador en el 80% de los casos, de la sensibilidad Química Múltiple.

CAPÍTULO 17
Actuación por sistemas

En este capítulo, el lector encontrará la gran mayoría de los remedios naturales que puede encontrar en el mercado, cuya finalidad es lograr un organismo resistente a cualquier radiación electromagnética.

La idea, como ya hemos indicado a lo largo de este libro, es desarrollar cierta **inmunidad a los campos electromagnéticos**, aunque quizá deberíamos considerarlo como una adaptación más adecuada al entorno.

Dependiendo de las zonas más afectadas -sistema inmunitario, sistema nervioso, o estrés orgánico general-, así se deberán seleccionar los remedios más adecuados, aunque con frecuencia, quizá deba elegir componentes pertenecientes a varias clasificaciones.

Una vez que se estudien las distintas aplicaciones de los componentes, seguramente no habrá problema es seleccionar la más idónea.

17.1 Actuación sobre el sistema inmunitario

a) Alimentos y Nutrientes

Factores de transferencia

Aunque hay numerosos informes sobre las virtudes de los factores de transferencia, los escépticos los han rechazado por el supuesto de que el ambiente ácido y enzimático del tracto gastrointestinal haría destruir los factores. Para aclarar este punto, se han efectuado estudios de dosis-respuesta en ratones para averiguar la reacción de hipersensibilidad de tipo retardado y la asimilación, ya sea administrándose por alimentación forzada o por vía subcutánea. La conclusión es que no hubo diferencias en las respuestas relacionadas con la vía de administración. Se concluye que la vía de administración oral es eficaz y debe ser usada cuando sea posible. Es más, es razonable que la vía oral sea la más adecuada, pues a fin de cuentas, se trata de sustancias que el recién nacido absorbe por vía oral. También se ha estudiado los efectos de los factores de transferencia en la respuesta inmune.

En pocas palabras, el estudio mostró que los receptores de un factor de transferencia específico responden al antígeno para el que el factor era específico, pero no otras citoquinas.

Sin embargo, las estructuras de las moléculas de los factores de transferencia son desconocidas.

Cuando se efectuó un procedimiento para aislar los factores de transferencia en forma pura se obtuvo unas secuencias de aminoácidos, pero se hacía necesario obtener la estructura primaria completa de las varias moléculas de los factores de transferencia.

Identificación de secuencias conservadas en los factores de transferencia

Antecedentes: Los factores de transferencia son pequeñas proteínas que "transfieren" la capacidad de expresar la inmunidad mediada por células de donantes inmunes, a receptores no inmunes. El proceso de purificación de los factores de transferencia específicos proporcionó una homogeneidad aparente.

Esto permitió separar los factores de transferencia individuales a partir de mezclas que contienen varias sustancias.

Los factores de transferencia se han mostrado ser un medio eficaz para la corrección de la inmunidad celular deficiente en los pacientes con infecciones oportunistas, tales como candidiasis recurrente o herpes simple, y proporcionar inmunidad profiláctica contra la varicela-zoster en pacientes con leucemia aguda.

Materiales y métodos

Los factores de transferencia de origen bovino fueron purificados por cromatografía de afinidad y cromatografía líquida de alto rendimiento.

El bromuro de cianógeno se utilizó para romper de manera específica a las proteínas.

Una nueva secuencia de aminoácidos fue identificada en cada una de las siete preparaciones de factores de transferencia, pero no se considera suficiente para transferir la expresión de especificidad o proporcionar propiedades inmunológicas. La conclusión es que los péptidos pueden representar la parte de los factores de transferencia que se une a las "células diana".

La identificación de estas células será útil en la definición de los mecanismos de acción de los factores de transferencia.

b) Minerales y oligoelementos

Cobre

En el ser humano, la cantidad de cobre presente en la sangre está asociada a la ceruloplasmina, una alfa globulina y el resto, una pequeña fracción del total, está asociado a albúmina, a los hematíes y a la proteína transcupreína, todas ellas con cierta relación con el hierro. La concentración de cobre está aumentada durante el embarazo, lo mismo que durante el tratamiento con estrógenos, siendo el contenido normal de la dieta de 2 a 5 mg/día.

Las corrientes magnéticas agotan las reservas de este mineral que se encarga de la protección de la capa de mielina, generando también artritis, mala función cardiaca, problemas de colon, baja producción de hemoglobina, colesterol alto, alteraciones del tiroides, de la salud mental y emocional, así como trastornos articulares.

Zinc

Reduce la toxicidad del aluminio y ejerce una función protectora contra el plomo, evitando que penetre y perjudique las reacciones enzimáticas.

Es necesario para el correcto funcionamiento del aparato genital, especialmente el masculino, interviniendo en la formación del líquido seminal y el buen funcionamiento de la próstata. Protege a los ácidos nucleicos ADN y RNA, así como a la membrana de las células. Favorece la utilización del ácido láctico y es antagonista del cobre. Estimula el sistema inmunitario a través de los linfocitos T-4. Regula el páncreas, la hipófisis y los órganos genitales.

Mantiene las glándulas suprarrenales en buen estado y su capacidad de adaptación. Previene del envejecimiento prematuro.

Vitamina C

Mientras que la mayoría de los animales pueden sintetizar su propio ácido ascórbico, el hombre depende exclusivamente de fuentes externas, aunque su absorción es muy fácil a nivel intestinal, salvo en la vejez o en presencia de cobre o infecciones intestinales.

Se almacena muy pobremente, aunque las enfermedades carenciales no aparecen sino después de muchos meses de carencia, centrándose primeramente en los tejidos y fluidos orgánicos, ya que la glándula suprarrenal y el hígado mantienen niveles altos durante mucho tiempo. Solamente la estimulación forzada de la glándula suprarrenal por la hormona adrenotropa (ACTH), agota sus reservas.

Estos son algunos de sus efectos:

Participa en la oxidación de ciertos aminoácidos, incluyendo a la tirosina.

Desempeña un papel esencial en el transporte del hierro, el cual se combina con una proteína para almacenarse como ferritina, facilitando posteriormente su absorción intestinal.

Es necesaria para la elaboración del cemento intercelular, para el crecimiento y la regeneración de tejidos, estimulando, por tanto, la cicatrización en las heridas.

Posee un efecto estimulante de la actividad fagocitaria de los linfocitos, ayuda a la formación de los anticuerpos y es componente esencial de las fibras colágenas. Mejora la resistencia orgánica en caso de infecciones y estimula la formación de hormonas suprarrenales.

Interviene en los sistemas oxidativos del organismo, en el metabolismo de la fenilalanina y la tirosina y activa la prolina y la lisina, protegiendo también al ácido fólico.

Posee actividad inhibidora en los procesos alérgicos y es antitóxica frente a numerosos agentes patógenos, ya sean medicamentosos, ambientales o alimentarios.

Actúa sobre todas las glándulas endocrinas y se la encuentra a nivel del hígado y los músculos.

Estimula el metabolismo intermedio y la respiración celular y favorece la hematopoyesis.

En dosis altas estimula el sistema enzimático del hígado, y ayuda a eliminar los metales pesados y los pesticidas.

c) Homeopatía

Timus 4CH

La **organoterapia** emplea extractos de diversas partes del cuerpo en la adecuada dilución homeopática para modificar el terreno y la predisposición mórbida. En este caso, se emplea el extracto de la glándula endocrina Timo que posee forma de pirámide y que está situada inmediatamente debajo del esternón al nivel del corazón. El órgano se llama timo porque su forma se asemeja a la de una hoja de tomillo. Los extractos de timo que se encuentran en los suplementos nutricionales habitualmente se derivan del ganado bovino.

A diferencia de la mayoría de las otras estructuras linfoides, el timo crece rápidamente y alcanza su mayor tamaño en relación con el resto del cuerpo durante la vida fetal y los primeros años después del nacimiento. Después de ello, sigue creciendo, pero más lentamente que los otros órganos. En el inicio de la pubertad, el timo comienza un lento proceso de contracción. Esta disminución gradual en el tamaño continúa durante el resto de la vida del individuo.

Tiene un papel importante en el funcionamiento inmunológico, siendo responsable de la producción de los linfocitos T, así como de la producción de varias hormonas tales como timosina, timopoyetina, timulina, el factor humoral tímico y el factor tímico sérico. Estas hormonas pueden estar relacionadas con incrementos de las linfoquinas (interleuquina 2, interferón, factor estimulante de colonia), incremento de los receptores de interleuquina 2 y regulación del peso.

Funciones

La terapia glandular u organoterapia, mejora el funcionamiento fisiológico y apoya los procesos naturales de curación.

Se emplea en estados inmunodeficientes en etapa primaria, defectos de la médula espinal, trastornos autoinmunológicos, enfermedades cutáneas crónicas, infecciones virales y bacterianas recurrentes, hepatitis, alergias, efectos secundarios a la quimioterapia y cáncer.

d) Plantas medicinales

ASTRÁGALO

Astragalus membranaceus

Partes utilizadas:

Hojas.

Composición:

Contiene flavonoides, polisacáridos, saponinas, aminoácidos y minerales, además del principal principio activo conocido como astragalán, un polisacárido que ha demostrado inhibir la replicación de algunos virus.

Usos medicinales:

Intensifica la fagocitosis de los sistemas retículo-endoteliales, estimula la producción natural de interferón por el cuerpo humano y, además, potencia la actividad de este importante inmunomodulador. Aumenta la actividad de los Linfocitos T. Puede disminuir la hiperactividad inmune en pacientes con lupus eritematoso sistémico, esclerosis múltiple y miastenia gravis. Estimula la producción de interferón y mejora la mobilidad de los espermatozoides.

Se recomienda en cualquier enfermedad que cause daños en el sistema linfático, hepático y defensivo en general. También, y de modo especial, en Cáncer y SIDA.

Restaura la longitud de los telómeros cromosómicos.

UÑA DE GATO

Uncaria tomentosa

Composición:

Isopteropodina, taninos catéquicos, polifenoles, mitrafilina, hirsutina e Isopteropodina-Aloisomérica.

Usos medicinales:

Inflamaciones en general, artritis reumatoide, cistitis, úlceras gástricas. Infecciones víricas, enfermedades autoinmunes. Se le reconocen, especialmente, importantes acciones sobre el sistema inmunitario y en el aumento de los leucocitos. Los últimos estudios demuestran efectos benéficos en la mitosis celular y retrasa o impide la implantación de células tumorales.

Otros usos:

Cáncer, especialmente en presencia o riesgo de metástasis. Herpes, envejecimiento. Se le han encontrado efectos intensos en la mejora del Alzheimer, especialmente unida al Ginkgo Biloba y al Romero.

Toxicidad:

Puede ocasionar trastornos digestivos. No emplear durante el embarazo o la lactancia por la presencia de alcaloides.

e) Algas

Alga Chlorella

La Chlorella es un alga de agua dulce que posee en términos nutricionales, grandes similitudes con la Espirulina. Su nombre proviene directamente de sus altos niveles de clorofila.

Composición

Es un alimento rico en nutrientes que contiene 60% de proteína, 18 aminoácidos (incluyendo todos los aminoácidos esenciales), y varias vitaminas y minerales. Una de sus características únicas es un fitonutriente llamado CGF o factor de crecimiento.

La Chlorella proporciona todos los aminoácidos esenciales en la dieta en excelentes niveles. También es una fuente fiable de ácidos grasos esenciales que son necesarios para muchas funciones bioquímicas importantes, incluyendo el equilibrio hormonal. La Chlorella también contiene altos niveles de clorofila, beta-caroteno y RNA (10%) / DNA (3%), 17 veces superior que en las sardinas y 170 veces superior que en la levadura de Cerveza. Contiene más de 20 vitaminas y minerales, incluyendo hierro, calcio, potasio, magnesio, fósforo, pro-vitamina A, vitaminas C, B1, B2, B2, B5, B6, B12, E y K, biotina, inositol, ácido fólico, además de las vitaminas C, E y K.

Propiedades medicinales

La clorofila ayuda a oxigenar los tejidos y restaurar la flora intestinal. Una vez que la clorofila "se implanta" en la mucosa intestinal, es imposible la colonización de bacterias. También produce un efecto probiótico y ayuda al balance de la flora intestinal. Los estudios muestran que el Lactobacillus aumenta en presencia de CGF potenciando así el efecto probiótico en el intestino.

También contiene fibras que ayudan a eliminar los metales pesados que ingerimos, siendo un buen agente quelante. Experiencias en los Estados Unidos han demostrado que es eficaz contra algunos insecticidas que contienen PCB (bifenilos policlorados).

La Chlorella se utiliza actualmente como un suplemento adjunto durante el tratamiento de radiación para el cáncer. Su abundancia en clorofila parece proteger el cuerpo contra la radiación ultravioleta.

La Chlorella ha sido el foco de muchos proyectos de investigación médica y científica. Basándonos en una investigación muy reciente, parece que puede desempeñar un papel importante en casos de fibromialgia, hipertensión, colitis ulcerosa, enfermedad de Crohn y tiene un efecto muy positivo sobre el sistema inmunológico.

f) Hongos

Reishi

Ganoderma lucidum

En el continente asiático existe un hongo con interesantes propiedades curativas, al cual se le conoce como *Ling Zhi*, y que ha sido empleado durante años por los bonzos (monjes budistas). En Japón también le encontramos con el nombre de *Maboroshii*, que quiere decir "alimento misterioso, raro, valioso y difícil de conseguir".

Encontramos referencias de él en libros tan antiguos como el "Shennong Materia Médica", así como en el "Shinnou Honzou Kyo", donde le sitúan como un alimento con categoría superior por sus efectos saludables.

Su utilización masiva en occidente ha sido bajo el nombre de Reishi, y su éxito se debe a que, en contraste con los métodos convencionales de tratamiento de las alergias y enfermedades inmunes, nos aseguran que no posee efectos secundarios y que se puede tomar como preventivo o curativo.

Indicaciones

Efectos en alergias:

Se ha demostrado que inhibe de manera significativa las reacciones sintomáticas de las alergias, incluyendo efectos positivos contra el asma y la dermatitis por contacto.

Cáncer:

El Dr. Morishige (un renombrado cirujano japonés y miembro del Instituto de Ciencia y Medicina Linus Pauling), afirma que su eficacia en la prevención y tratamiento del cáncer se debe a su composición en polisacáridos, los cuales fortalecen el sistema inmunológico.

Bajas defensas orgánicas en general:

A nuestro juicio, esta es la mayor de sus propiedades. Su acción sobre las defensas orgánicas es bastante enérgica, permitiendo desencadenar un proceso autocurativo eficaz en diversas patologías.

Acción contra los radicales libres:

Estas moléculas inestables ocasionan una gran cantidad de enfermedades degenerativas, además de provocar el envejecimiento prematuro.

Los antioxidantes contenidos en este hongo ocasionan una disminución de este efecto similar al de la vitamina C.

Efecto adaptógeno:

Sus propiedades como adaptógeno son notorias, lo que le convierte en un suplemento nutritivo para ser empleado incluso sin una enfermedad orgánica manifiesta. Los adaptógenos, entre los cuales están la Jalea real, el Ginseng y el Eleuterococo, son sustancias naturales que actúan en el conjunto orgánico, aunque de forma más activa en la glándula suprarrenal, logrando una mejor adaptación a las circunstancias adversas, sea por estrés, enfermedades, climatología, exceso de trabajo o tensiones emocionales continuadas.

Dosis

Se recomiendan de forma general 1,5-9 gramos de la seta cruda y seca por día, 1-1,5 gramos diarios en forma de polvo, 1 ml por día del extracto, o como té. Las cápsulas suelen contener 300-500 mg. De cualquier modo, consulte con un experto para tratamientos prolongados.

Krestin

Coriolus versicolor

Puede ser hallado en zonas arboladas templadas del hemisferio norte. Posee dos potentes estimuladores del sistema inmunológico: el PSP y el PSK, químicamente muy similares, difiriendo en su composición de monosacáridos, tipo de glucano y peso molecular. Con más de 480 estudios clínicos es el hongo más estudiado a la fecha, y ha sido usado como agente quimio inmunoterapeutico durante más de 30 años en Asia, en el cáncer de colon, gástrico, esofágico, de mama y de pulmón. Actúa incrementando la activación de los leucocitos y linfocitos, presenta una actividad antimetastásica, la cual es atribuida a su capacidad para inhibir metalproteinasas y otras enzimas involucradas en el proceso de metástasis. También impide la carcinogénesis, inhibiendo la acción de factores carcinogénicos como el fumar o la inhalación de asbestos, por lo que tiene una acción preventiva.

A finales de la década de los 70's, la compañía japonesa Sankyo Pharmaceutical registró un extracto del hongo Coriolus versicolor, denominado Krestin (PSK), el cual se convirtió en el medicamento anticancerígeno más vendido en los siguientes años, vendiéndose más de 600 millones de dólares por año y prescribiéndose junto con agentes quimioterapéuticos para el tratamiento del cáncer.

En 1989, dos investigadores del Instituto Nacional de Cancerologia de Estados Unidos, (Jong and Donovick) publicaron una revisión de las sustancias antitumorales y antivirales presentes en diversos hongos, incluyendo al Coriolus versicolor .

En esta revisión se hace notar la existencia de siete estudios y 2 patentes en Estados Unidos para polisacáridos del C. versicolor, siendo uno de ellos un proteoglicano (combinación de polisacárido y proteína) llamado Kurcha (PSK o Krestin), el cual se encontró que es muy efectivo contra el carcinoma de Ehrlich y el sarcoma 180 en ratones. Además, el PSK no exhibió ninguno de los efectos secundarios de los tratamientos convencionales contra el cáncer. Subsecuentes estudios y pruebas en animales demostraron sus valiosas propiedades antitumorales, antivirales, antimicrobiales y mejoradores de la respuesta biológica, incrementando el desempeño del sistema inmunológico del PSK.

17.2 ACTUACIÓN SOBRE EL SISTEMA NERVIOSO

a) Alimentos y Nutrientes

Melatonina

La melatonina es producida a partir de la serotonina y nos regula los ciclos de vigilia y sueño. Se ha comprobado que esta hormona sirve para contrarrestar los efectos del síndrome de diferencia de zonas horarias o Jet Lag. Es también un poderoso antioxidante y se ha comprobado que participa en la apoptosis o muerte celular de células cancerosas en el timo. Estimula el crecimiento en el inicio de la pubertad, e influye en los ritmos circasianos y el humor. La producción de esta hormona disminuye con la edad, por lo que sus efectos beneficiosos son más notables en personas de edad avanzada. Se utilizan en dosis antes de dormir de 3, 5 y 10 mg.

La producción de melatonina se reduce en la exposición a los CEM (Campos electromagnéticos), siendo por ello el segundo más importante suplemento en consideración para la protección contra los CEM junto al yodo.

Un nuevo estudio muestra que ayuda a revertir los daños a las neuronas del cerebro causadas por la exposición a los CEM.

Necesaria para el buen dormir, regula las hormonas gonadales, estados de ánimo, comportamiento, los componente clave del sistema inmunológico, regula el reloj interno y tiene un efecto directo sobre el crecimiento de los cánceres de mama, próstata y colon.

Magnesio

Es el cuarto catión más abundante en el organismo, siendo su contenido corporal de 2.000 mEq en un varón de 70 kilos, encontrándose casi la mitad en el hueso, no siendo fácilmente intercambiable con el que se encuentra en el líquido encefalorraquídeo que contiene apenas un 1% del total. El resto, ese 49%, se encuentra distribuido intracelularmente.

La concentración idónea del magnesio corporal se mantiene gracias a la ingesta alimentaria y al control renal e intestinal que se realiza, en parte controlado por la hormona PTH, la cual como sabemos también regula la cantidad de calcio. En caso de poca ingesta la eliminación fecal e intestinal prácticamente es nula, aunque esta facultad de regularlo se altera si la dieta es muy alta en fósforo y calcio.

El 30% del magnesio orgánico se encuentra ligado a proteínas, dependiendo esta unión del pH.

La exposición al electromagnetismo causa la eliminación de este nutriente, ocasionando debilidad muscular y nerviosa, confusión mental, trastornos del corazón y una regulación intestinal incorrecta.

Su aplicación servirá para promover un sueño reparador, regular la función intestinal y la presión arterial, así como facilitar la relajación muscular.

Yodo

El yodo está relacionado de alguna manera con al menos 100 procesos enzimáticos controlados por el tiroides, entre ellos: Controlar la energía metabólica de las células, favorecer el desarrollo intelectual y afectivo, actuar sobre el metabolismo de las grasas de manera definitiva, trabajar en conjunto con el resto de las glándulas endocrinas, especialmente la hipófisis y las gónadas, actuar sobre el sistema neuromuscular y activar la síntesis de la melanina.

Es el suplemento más importante para ayudar a proteger contra el daño de todos los tipos de radiación, pues ayuda a reparar el daño después de la exposición, logrando activar la muerte celular programada de las células dañadas y enfermas (las células cancerosas se contraen cuando se administra yodo). Ayuda a eliminar los metales pesados y tiene un efecto protector sobre el tejido cerebral.

Se ha comprobado un déficit de yodo en las personas afectadas. El yoduro de potasio es un medicamento preventivo para entrar en ambientes radiactivos.

El yodo es eficaz que para ayudar a controlar la hipersensibilidad EMF y para proteger de la exposición a los CEM.

Potasio

En unión al sodio, participa en la transmisión de los impulsos nerviosos, en la normalización de la presión arterial, en el equilibrio ácido base de la sangre, en las funciones de todo el sistema muscular incluido el cardíaco y en el metabolismo celular.

Mantiene la llegada de oxígeno al cerebro, pero la exposición a las radiaciones ocasiona su déficit generando la enfermedad de Alzheimer, debilidad nerviosa y muscular, confusión mental, trastornos del corazón, desequilibrios del pH, el mal funcionamiento suprarrenal.

Litio

El litio actúa en la hidratación celular permitiendo que el sodio salga de la célula sin afectar al potasio. Es decisivo en la función de los neurotransmisores. Mantiene la membrana celular en buen estado. Regula las tasas de catecolamina de la acetilcolina, del ácido glutámico y el ácido gamma aminobutírico (GABA). Colabora en la síntesis del ATP

(Adenosín trifosfato) y controla la excitación nerviosa del corazón.

También protege las neuronas del cerebro del daño de la radiación, y sabemos que la exposición a los CEM ocasiona la pérdida de este mineral, contribuyendo al estrés, el TDAH (Déficit de atención), depresión y otros trastornos psicológicos, tales como el estado de ánimo disminuido y la falta de tranquilidad.

Ácidos grasos Omega

Los ácidos grasos son moléculas muy energéticas y necesarias en todos los procesos celulares en presencia de oxígeno, ya que por su contenido en hidrógenos pueden oxidarse en mayor medida que los glúcidos u otros compuestos orgánicos que no están reducidos. En este proceso electroquímico un átomo o ion gana uno o varios electrones, siendo un proceso contrario al de oxidación.

Son imprescindibles para:

Producción de prostaglandinas

Los ácidos grasos Omega 3 desempeñan un papel importante en la producción de unas hormonas llamadas prostaglandinas. Estos compuestos ayudan a regular muchas funciones fisiológicas importantes incluyendo la presión arterial, coagulación de la sangre, transmisión del impulso nervioso, respuesta adecuada a las inflamaciones y alergias, regulación de la función renal y del aparato gastrointestinal, y la producción de otras hormonas.

Propiedades antiinflamatorias

Un producto lípido recientemente identificado dentro del grupo de EPA, llamado resolvins, ayuda a explicar la acción antiinflamatorios en nuestras articulaciones y la mejora en el flujo sanguíneo.

Estabilidad celular

Ayudan a mantener la permeabilidad de la membrana celular y su elasticidad. Cuando esta membrana se pone rígida, la comunicación entre las diferentes células es defectuosa.

Acido Alfa-linolénico (AAL)

El AAL cuenta con varios efectos biológicos, los cuales en conjunto contribuyen a sus efectos benéficos para la salud.

1. Es precursor de los ácidos grasos Omega 3.

2. Las dietas ricas en AAL incrementan la flexibilidad de las membranas y mejora el modo en que éstas se comportan.

3. Disminuye las reacciones inflamatorias a través del bloqueo de la formación de compuestos que promueven la inflamación y reduce los daños a los tejidos.

4. Este ácido graso saturado con 2 átomos de azufre, es uno de los elementos clave para la eliminación de metales pesados.

Gaba

El GABA está presente en altas concentraciones en muchas regiones cerebrales. Estas concentraciones son de alrededor de 1.000 veces mayor que las concentraciones de los neurotransmisores monoaminérgicos clásicos en las mismas regiones. Esto está de acuerdo con las acciones potentes y específicas de las neuronas ricas en GABA en estas regiones.

A la vista de la naturaleza ubicua del GABA en el SNC, no sorprende quizá su gran participación funcional. Entre otras posibles implicaciones funcionales del GABA se sugiere que su alteración participa en los trastornos neurológicos y psiquiátricos de humanos, incluyendo la corea de Huntington, epilepsia, alcoholismo, esquizofrenia, trastornos del sueño y la enfermedad de Parkinson. La manipulación farmacológica del GABA es un enfoque efectivo para el tratamiento de la ansiedad.

Inositol

Aunque todavía no se conoce con precisión su función metabólica, parece ser que es un factor de crecimiento importante, al menos en los animales de laboratorio y que es un componente esencial de los fosfolípidos.

Un detalle muy controvertido es su acción antimetabólica, impidiendo la absorción del calcio y el hierro de la dieta al encontrarse en su forma natural como ácido fítico (fitina) o liposterol. Este compuesto es efectivamente un bloqueante de esos dos minerales pero solamente en su estado primitivo, ya que cuando se ingiere es inactivado por los jugos gástricos, transformándose ya en inositol.

Facilita La **transducción de señal** un fenómeno que ocurre cuando una molécula de señalización extracelular activa un receptor de superficie de la célula. A su vez, este receptor altera moléculas intracelulares creando una respuesta. Hay dos etapas en este proceso:

1. Una molécula de señalización activa un receptor específico en la membrana celular.
2. Un segundo mensajero transmite la señal hacia la célula, provocando una respuesta fisiológica.

b) Homeopatía

KALIUM PHOSPHORICUM

Dihidrogenofosfato de potasio

Se empleará cuando exista un agotamiento general, tanto físico como mental, por la reiteración de los síntomas. Es una sal que fortalece el organismo y los nervios, siendo adecuada para la pereza física, la hiperactividad mental, el insomnio y la depresión, así como para el sonambulismo y los terrores nocturnos.

Aplicaciones

En todas las enfermedades con excitación, preocupación, en el estrés, los miedos, la irritabilidad y la sensación de no ser comprendido. En la espalda dolorida, los dolores de la nuca, la sensación de vacío en el estómago y las irregularidades en el período. Suelen ser personas con gran actividad intelectual y que no gustan de los esfuerzos físicos, que mejoran con el calor, el descanso y la buena alimentación.

NUX VÓMICA

Strychnos nux-vomica

Actúa sobre el sistema nervioso central y el vegetativo, así como en el hígado, la vejiga y el tracto intestinal.

Características de la enfermedad

Hay una hipersensibilidad a casi todo, incluido los olores.

Por ello el individuo afectado está casi siempre desorientado, con deseos de hablar, de mal humor al despertarse y con sueño después de comer.

Le sienta mal el café, el frío, el tabaco y los estimulantes, aunque los toma con frecuencia para aguantar la lucha diaria y solamente se sienten aliviados con el sueño, el cual no es reparador y solamente es profundo casi al amanecer, cuando apenas le quedan unos minutos para levantarse.

Mejora: con el descanso.

Empeora: se agravan al comer, tomar estimulantes y por la mañana.

Aplicaciones

Sensaciones intensas que pueden ocasionar desórdenes digestivos, agravándose por el alcohol. Hay estreñimiento pertinaz, dismenorreas y ciática.

Cefaleas paroxísticas, excitación sexual, cansancio en brazos y piernas, garganta áspera y seca, hormigueo en piernas y brazos.

c) Plantas medicinales

GALFIMIA

Galfimia glauca

Es un arbusto perenne, robusto, de hojas persistentes y que crece hasta una altura de entre 1 a 1,80 m. El tronco está cubierto de fibras rojizas, las hojas son delgadas y coriáceas de un color que va desde el gris azulado al verde, elípticas, ovales, planas y redondeadas en la base.

Propiedades:

Un té hecho con sus flores amarillas calma los dolores cardíacos y tranquiliza a las personas nerviosas. También se le han encontrado aplicaciones en diarreas, gastroenteritis y disentería, rinitis alérgicas al polen.

BORRAJA

Borago officinalis

Partes utilizadas:

Se emplean las flores y las hojas.

Composición:

Contiene en abundancia calcio, sílice, potasio, mucílagos, resinas y antocianos. La presencia de alcaloides pirrilizidínicos y prostaglandinas le da un interés especial en medicina. También posee alantoína y nitrato potásico. Las semillas contienen ácidos grasos oleico, gamma linoleico, linolénico (GLA) y palmítico.

Usos medicinales:

Es depurativa, emoliente, expectorante, diurética y rejuvenecedora. La presencia abundante de ácidos esenciales en sus semillas hace que su uso haya aumentado sensiblemente en el mundo entero. Se emplean, por tanto, en dismenorreas, esclerosis múltiple, piel seca, trastornos menstruales, menopausia, reguladora hormonal, estimulante del metabolismo, para disminuir el colesterol y como estimulante de las defensas. También para los quistes benignos de mama y la artritis reumatoide. Las hojas son antiinflamatorias, balsámicas y tienen propiedades diuréticas y sudoríficas, pudiéndose emplear en afecciones gripales y catarrales. Se pueden comer como verdura cocida. Externamente las hojas se emplean para curar heridas y pieles irritadas por su contenido en alantoína.

Por su efecto favorecedor en la producción de adrenalina, así como por su acción antigonadotropa, debe emplearse adecuadamente en afecciones dependientes de estas hormonas.

d) Hongos y algas

LEVADURA DE CERVEZA

Conocida desde hace más de cinco mil años, se utilizaba ampliamente en Mesopotamia y Egipto como bebida refrescante y nutritiva. Sus resultados fueron tan satisfactorios que se aplicaba en numerosas enfermedades como medicamento exento de efectos secundarios.

En el siglo XIX, Louis Pasteur investigó sobre ella y la encontró rica en microorganismos de apenas una micra, los cuales clasificó como hongos con capacidad para fermentar líquidos.

Uno de estos hongos, el Saccharomyces cerisae, es el más activo de todos y su siembra fermentará rápidamente si se hace en un medio estéril.

Propiedades

Las acciones beneficiosas de la levadura de cerveza son muy extensas, entre las que destacamos:

La regeneración de la flora intestinal alterada por los antibióticos, toxinas o deficiencias nutritivas, restauración de la flora intestinal.

Protección al hígado y la vesícula biliar aumentando su capacidad de expulsar bilis.

Acción antimicrobiana especialmente en el aparato digestivo.

Estimulación de la glándula tiroidea.

Purificación de la sangre y regeneración celular.

Mejor defensa contra las agresiones exteriores y tóxicos.

Efecto rejuvenecedor en la piel, pelo y uñas.

Aumento del tono y desarrollo muscular.

Restablecimiento de las funciones glandulares deprimidas.

Como restaurador de la piel en enfermedades como el acné, las úlceras eczemas y cicatrices.

En prostatitis, varices, hemorroides y enfermedades circulatorias.

Como suplemento energético en deportistas.

Para mejorar la hipertensión, la pérdida de memoria y las enfermedades hepato-biliares.

Como suplemento nutritivo en diabetes y diarreas.

Para mejorar el estreñimiento.

En cualquier problema de tipo nervioso, como ansiedad, irritabilidad o nerviosismo.

SHIITAKE

Lentinus edodes

Propiedades

Estimula el sistema inmune, obteniéndose como respuestas: aumentando producción de linfocitos "T" y agentes antitumorales; vacuna preventiva contra el desarrollo de tumores; incrementa la producción de glóbulos blancos normales, los induce a la fagocitosis; tiene efectos antivirales; trata y previene la formación de cáncer; y trata efectivamente el Síndrome de Fatiga Crónica.

De los Lentinus se obtiene un producto natural que estudios biológicos han demostrado que contra algunos tumores experimentales prolonga la vida y reduce el tamaño del tumor. Este polisacárido poco soluble en agua, se diferencia de Krestin, porque actúa de manera citotóxica, destruyendo las células cancerígenas.

TÍBICOS (tibetanos)

Los hongos tíbicos son los encargados de producir la preparación comúnmente conocida como kéfir, una bebida probiótica con alto contenido de levaduras y bacterias beneficiosas para el sistema digestivo e inmune.

Estas preparaciones se realizan colocándolas en un medio líquido (agua o leche) y siendo alimentados con azúcar, del mismo modo que alimentamos la levadura con azúcar para levar panificados.

El kéfir preparado con hongos tíbicos contiene minerales y vitaminas como fósforo, magnesio, calcio, vitaminas B, vitamina C y vitamina K, además de aminoácidos para formar proteínas.

A su vez, son una gran fuente de antioxidantes y bacterias saludables que cumplen una importantísima función para el correcto funcionamiento del sistema inmune, ayudando a mantener en óptimo estado la flora intestinal, fundamental para evitar enfermedades y para tener una buena absorción de nutrientes.

Propiedades

Dolores de cabeza y migrañas, insomnio, mareos, prevención de problemas cardíacos, control de los niveles de colesterol, destrucción de cálculos, prevención de metástasis, fortalecimiento de bronquios y pulmones, cura de asma, reducción de flema y tos, regulación del peso corporal, herpes, cataratas, inflamaciones, eliminación de toxinas, diarrea, salud de arterias y venas.

e) Vitaminas y aminoácidos

TIAMINA (Vitamina B1)

Es un factor importante en el metabolismo de los hidratos de carbono y su carencia provoca aumento de piruvatos y lactatos en la sangre, aunque no es seguro que su deficiencia provoque trastornos en la producción de acetilcolina.

Regula las cifras de glucemia favoreciendo el depósito de glucógeno en el hígado y controla el metabolismo del ácido láctico en sangre.

Interviene en el ciclo de Kreps.

Es un moderador de la actividad de las glándulas endocrinas, especialmente del tiroides y el páncreas.

Interviene en la transmisión de los impulsos nerviosos.

Regula el peristaltismo intestinal.

Su coenzima hace que la glucosa pueda degradarse en gas carbónico y agua y proporcionar energía.

Mantiene las funciones intelectuales en buen estado, especialmente la capacidad retentiva, quizá por su acción sobre la acetilcolina.

PIRIDOXINA (Vitamina B6)

Su papel es importante en el metabolismo cerebral y es necesaria para la formación del grupo de aminas cerebrales que facilitan la transmisión nerviosa, entre ellas la adrenalina, la noradrenalina y la dopamina.

En la sangre estimula la eritropoyesis y la leucopoyesis y posee acción desintoxicante sobre tóxicos endógenos y exógenos.

Su coenzima, la codecarboxilasa, interviene en el metabolismo de las proteínas y en forma de fosfato de piridoxal en el metabolismo del sistema nervioso. Su carencia puede ser debida a una disminución del nivel del ácido gamma amino butírico del sistema nervioso.

Ayuda a eliminar el aluminio y a la reconstrucción de los neurotransmisores en el cerebro que han sido dañadas por la radiación.

La dosis recomendada es de 250mg/día.

TRIPTÓFANO

El triptófano es un aminoácido neurotransmisor, el cual juega un papel importante en la modulación de la agresividad. Se han mostrado que las conductas impulsivas, violentas y suicidas repetidas están asociadas con una reducción en la ingesta de este aminoácido.

Es el precursor dietético de la serotonina.

Ahora se considera que se necesita un aporte extra por la mayor exposición a los CEM. Al ser un precursor de la melatonina y la serotonina, restaura estas hormonas destruidas por la exposición a CEM, tiene un efecto calmante y es compatible con el sueño profundo.

Es uno de los aminoácidos esenciales más importantes de todos, no solamente en la formación de proteínas específicas, sino en su papel sobre los neurotransmisores. Además, es el único aminoácido junto a la L-Glutamina, que es capaz de atravesar la barrera hemato encefálica y llegar activo al cerebro. Como sabemos, esta barrera es una extraordinaria defensa que posee el organismo para salvaguardar tan delicado órgano.

La producción de la serotonina, depende esencialmente de los niveles de triptófano que le lleguen. Estos niveles suelen ser muy bajos (y esto explicaría la gran cantidad de personas que padecen insomnio), ya que están interdependientes a su vez de la cantidad de ácido nicotínico que exista en la dieta, la cual emplea al aminoácido para su síntesis.

Una forma activa se encuentra en la planta *Grifonia simplicifonia* que contiene L-5-Hydroxytryptofane (5-HTP). El 5-HTP aumenta el nivel de serotonina en el cerebro con eficacia.

La absorción intestinal del 5-HTP es muy elevada (del orden del 70%) y, al no requerir la presencia de moléculas transportadoras, no se ve afectada por la presencia de otros aminoácidos dietéticos que pudieran competir por esos mismos transportadores.

Propiedades

Cualquier tipo de dolor, sea crónico agudo, como terapia sola o combinada con los fármacos habituales, lo que permitirá reducir la dosis de éstos.

Insomnio crónico o para quitar poco a poco la dependencia a las hipnóticos utilizados.

Para tratar problemas de ansiedad o emocionales que cursen con tristeza, apatía, depresiones o neurosis.

En casos de bulimia y anorexia nerviosa.

Síndrome carcinoide.

Psicosis y comportamiento agresivo.

Temblores del Parkinson.

17.3 ACTUACIÓN SOBRE EL SISTEMA ORGÁNICO

a) Alimentos y Nutrientes

Hay alimentos que ayudan a prevenir y reparar el impacto en el ADN causados por la EMF y algunas buenas opciones son: alcachofas, arándanos, frijoles rojos, nueces, semillas de granada, romero, espárragos, ciruelas, verduras crucíferas, la canela, el brócoli y el cilantro.

Selenio

Tiene un efecto protector contra el aluminio y el cadmio, además de reducir la toxicidad causada por el mercurio.

Es un potente y eficaz antioxidante que mantiene en buen estado las funciones hepáticas, cardiacas y reproductoras. Colabora en la elasticidad cutánea y tendinosa, así como en el buen estado de las articulaciones. Es necesario en la síntesis de las prostaglandinas, la formación del semen, la formación de la coenzima Q y las defensas orgánicas inespecíficas. Por su acción antioxidante previene del cáncer, el envejecimiento prematuro, las alteraciones de la piel y el cabello, la diabetes, así como la falta de vigor muscular.

La exposición a las EMF provoca una pérdida de este mineral que protege el ADN del daño por radiación, dificultando también la utilización adecuada del yodo en el cuerpo.

Azufre

Debemos considerar al azufre como un nutriente esencial ya que sin él tendríamos carencias de los aminoácidos azufrados, especialmente de metionina, ocasionando anomalías con solamente 24 horas de déficit orgánico. Por otro lado, las afinidades químicas del azufre con el oxígeno y el hidrógeno convierten a la cisteína en un vehículo de numerosos procesos biológicos, entre ellos la formación de la insulina pancreática, la cual solamente conserva sus propiedades hormonales gracias a las moléculas de cisteína, un aminoácido sulfurado.

También sabemos que las hormonas del lóbulo posterior de la hipófisis tienen una riqueza en cisteína muy alta, del 10%, y que la queratina (la sustancia dura) del pelo y las uñas, deben sus propiedades precisamente a este compuesto. Si a estos efectos añadimos el papel como lipotrópicos de los aminoácidos azufrados, comprenderemos que aunque no consideremos al azufre como un nutriente imprescindible en la dieta, sí lo es como factor esencial para la vida.

Se le considera un factor importante en la reducción de los efectos perniciosos de las radiaciones.

Vitamina D3

Los investigadores señalan que la vitamina D es un potente inhibidor de la respuesta proinflamatoria y ralentiza la rotación de los leucocitos. La longitud de los telómeros (extremos de los cromosomas) de los leucocitos predice el desarrollo de las enfermedades relacionadas con el envejecimiento, y la longitud de estos telómeros disminuye con cada división celular y con el aumento de la inflamación. Se concluyó que los altos niveles de vitamina D, fácilmente modificables a través de suplementos nutricionales, se asociaron con una mayor longitud de los telómeros. Esto pone de relieve los efectos potencialmente beneficiosos de la vitamina D sobre el envejecimiento y las enfermedades relacionadas con la edad.

Vitamina E

Protege del aluminio y evita la acumulación de plomo en el tejido conjuntivo.

Se le atribuye un papel esencial en la respiración celular por su acción sobre los niveles de la coenzima A y de uniquinona. Esta enzima es importante en el transporte de electrones y parece estar relacionada directamente con la vitamina E, lo que le hace mucho más interesante como portador de hidrógeno en la cadena respiratoria.

Su papel antioxidante mantiene la integridad de la membrana celular y evita la prematura destrucción de los hematíes, protegiendo igualmente a la vitamina C presente en los alimentos.

MSM (metil-sulfonil-metano)

Es una forma orgánica de azufre con alto poder quelante, esto es, elemento que se une a los minerales que pueden ser expulsados o aprovechados.

Se trata de un mineral que es esencial para la formación del colágeno, del tejido conectivo, y de los cartílagos de las articulaciones saludables. El MSM, que contribuye de manera importante al mantenimiento de las articulaciones y los cartílagos, suministra ingredientes vitales que ayudan a los componentes celulares en sus articulaciones. Además de sus efectos beneficiosos en las articulaciones, el MSM puede funcionar como antioxidante tanto en los componentes solubles en grasa, como solubles en agua del cuerpo.

Acetilcisteína

También conocida como N-acetilcisteína o N -acetil- L cisteína (NAC abreviado), es una droga farmacéutica y suplemento nutricional utilizado principalmente como un agente mucolítico y en la gestión de la sobredosis de paracetamol (acetaminofeno). Otros usos incluyen la reposición de sulfato en ciertas enfermedades, como el autismo, donde los ácidos cisteína y aminoácidos azufrados relacionados pueden estar agotados.

La acetilcisteína es un derivado de la cisteína; un grupo acetilo que está unido a un átomo de nitrógeno. Este compuesto se vende como suplemento dietético antioxidante y para proteger la función hepática. Se utiliza como medicamento para la tos ya que rompe los enlaces disulfuro en el moco y lo licua, lo que facilita la expectoración. También esta acción de ruptura de enlaces disulfuro, lo hace útil en el adelgazamiento de la mucosa anormalmente gruesa en la fibrosis quística pulmonar.

Al igual que los aminoácidos que contienen azufre en su estructura química, reaccionan con los metales pesados para hacerlos solubles y eliminarlos por hígado y riñones.

b) Homeopatía

APIS

Apis mellifera

Abeja entera macerada en alcohol

Afecta al sistema nervioso central, meninges, piel, mucosas, riñones, corazón, ojos, amígdalas y ovarios.

Se emplea en anflamaciones agudas, violentas, que se acompañan de edema rosáceo parcial o general y dolores punzantes y ardorosos como producidos por agujas ardientes.

Características de la enfermedad

Los dolores son punzantes que empeoran con el calor y mejoran con el frío. Puede haber fiebre y la piel estar indistintamente seca o húmeda. Existe inquietud y gran actividad, edemas, carencia de sed, intolerancia al calor, deseos de enfriamiento con agua o compresas frías.

Dismenorrea con dolores punzantes y ardorosos en los ovarios, sobre todo en el derecho, que mejoran por aplicaciones heladas y al caminar, acompañándose frecuentemente de un dolor en la región pectoral izquierda.

Reumatismo articular agudo; la articulación está hinchada, tirante, rosácea, muy sensible al menor contacto.

Agravación: Por el calor en todas sus formas, en una habitación caliente o cerrada; por el tacto; la presión; después de haber dormido; por la noche y por la humedad. Hay aversión a las bebidas, especialmente al agua y los zumos de frutas.

Mejoría: Al aire libre, por el baño frío, las aplicaciones frías, por descubrirse; durante el día y manteniéndose derecho.

Aplicaciones

Podemos tratar la mayoría de las enfermedades cutáneas, especialmente aquellas que mejoren con frío.

Es útil en enfermedades oculares como la conjuntivitis o la queratitis, en las anginas con edema de glotis, en los derrames pleurales, en las paperas y las meningitis, en la nefritis aguda, tumores ováricos benignos, albuminuria y de manera general en cualquier edema que no curse con sed.

Su eficacia en casos iguales o similares que necesiten la aplicación urgente de un corticoide es muy alta, aunque la eficacia es pasajera y se impone tener preparado el remedio definitivo.

La posología se debe administrar cada media hora o cada diez minutos si el caso es agudo, siendo la potencia de 7 a 15 CH. En la medida en que mejora la enfermedad, se conserva la potencia pero se espacia la frecuencia.

Otras aplicaciones

Miedo tras un susto, ojos hinchados, lagrimeo, dolores del oído externo con punzadas, dolor al tragar, dolor punzante al orinar, herpes zoster, urticaria alérgica con enrojecimiento, dolores articulares ardientes que empeoran con el calor, fiebre sin sed con una parte del cuerpo caliente y otra fría, prostatitis y sarampión.

En resumen

Cualquier condición médica de aparición brusca, incluso de naturaleza indefinida, que desoriente al enfermo y para la cual no existe tratamiento específico.

ÁRNICA

Arnica montana

Fiebre, astenia acompañada de agujetas y dolores musculares, así como moratones y púrpuras. La acción se extiende al tejido conectivo, vasos sanguíneos, corazón, estómago, piel e intestinos.

Características de la enfermedad

El cuerpo entero está dolorido y se agrava al menor contacto y especialmente con las sacudidas, siendo habitual el que no se soporte la cama por parecer demasiado dura.

Debilidad intensa que llega hasta la postración.

Todo el cuerpo está dolorido como si estuviera cubierto de contusiones. Sensación de magulladura local y de quebrantamiento general después de un shock, traumatismo o de una fatiga intensa.

La cara y la cabeza están calientes, la nariz y el resto del cuerpo frío.

Cefalea como si los tegumentos estuvieran contraídos agravándose a la derecha y por el movimiento.

Fatiga cardiaca, palpitaciones que sobrevienen después de un movimiento y desaparecen por el reposo.

Reglas adelantadas, abundantes, con sangre roja brillante con coágulos. Durante las reglas la cabeza está caliente y las extremidades frías. Durante el intervalo de las reglas hay pérdida de sangre con sensibilidad dolorosa en la región pélvica.

Empeora: Se agrava con cualquier movimiento o vibración y el enfermo no soporta que se le toque o manifiesta un intenso miedo al médico y sus manipulaciones.

Mejoría: Estando acostado con la cabeza baja.

Tratamiento

Es eficaz en cualquier clase de traumatismo, en los postoperatorios, después del parto, en la fatiga del deportista y después de cualquier trabajo intenso. En cualquier dolor e inflamación, incluso en estados de hipersensibilidad cutánea.

CIMICIFUGA

Dolores como shocks eléctricos o calambres, agudos, lacerantes. Excesivo dolor muscular después de cualquier esfuerzo muscular violento. Afecta a los nervios, pero sobre todo a los músculos. Agitación y dolor. Peor del lado izquierdo; con reumatismo.

Empeora: por frío húmedo; aire frío; de noche y de mañana; sentado; por alcohol. Peor durante la menstruación.

Mejoría: por el calor; comiendo; en reposo; al aire libre; por la presión; por el movimiento suave y continuado.

Tratamiento

Se aplica en dilución 9CH en la hipersensibilidad electromagnética.

Especialmente útil en mujeres reumáticas; los trastornos aparecen o aumentan durante la menstruación y la menopausia.

c) Plantas medicinales adaptógenas

YIAOGULAN

Gynostemma pentaphyllum

Propiedades

Yiaogulan es una hierba adaptógena por excelencia, siendo considerada como una de las hierbas más importantes para la longevidad.

Antioxidante.

Incrementa la presencia de la enzima superóxido dismutasa (SOD).

Reduce el nivel del colesterol en la sangre, particularmente el nivel de LDL, así como el de los triglicéridos, y eleva el nivel del HDL.

Aumenta la actividad de los linfocitos T y puede actuar como inhibidor tumoral.

Corrige la hipertensión.

Se utiliza tradicionalmente para ayudar a apoyar y mantener las funciones respiratorias, cardiovasculares, digestivas y hepáticas normales.

RHODIOLA

Rhodiola rosea

Composición

Fenilpropanoides: rosavina, colofonia, rosarina. Derivados feniletanol: salidrosido (rodiolosido), tirosol. Flavonoides: rodiolina, rodionina, rodiosina, acetylrodalgina, tricina. Monoterpenos: rosiridol, rosaridina. Triterpenos: daucosterol, beta-sitosterol. Ácidos fenólicos: ácidos gálicos y clorogenicos.

Usos medicinales:

Se cree que fortalece el sistema nervioso, combate la depresión, mejora la inmunidad, eleva la capacidad para hacer ejercicio, mejora la memoria, ayuda a la reducción de peso, aumenta la función sexual y mejora la libido.

La administración de Rhodiola rosea parece afectar los niveles de las monoaminas centrales, y también podría ofrecer beneficios y ser el adaptógeno de elección en condiciones clínicas caracterizadas por un desequilibrio de las monoaminas centrales del sistema nervioso. Esto es consistente con reivindicaciones rusas para mejoras en la depresión y la esquizofrenia. También sugiere que la investigación en áreas tales como el trastorno afectivo estacional, la fibromialgia y el síndrome de fatiga crónica, entre otros.

También ha habido afirmaciones de que esta planta tiene una gran utilidad como terapia en la astenia (disminución en el rendimiento laboral, trastornos del sueño, falta de apetito, irritabilidad, hipertensión, dolores de cabeza y fatiga), el desarrollo posterior a un esfuerzo físico intenso o intelectual, la gripe y otras exposiciones virales y otras enfermedades.

La Rhodiola rosea se ha demostrado que reduce el tiempo de recuperación después de entrenamientos prolongados, aumenta la capacidad de atención, la memoria, la fuerza y la acción anti-tóxica. Aumenta el nivel de enzimas, el ARN y las proteínas importantes para la recuperación muscular después del ejercicio exhaustivo. También estimula el estado de energía muscular, la síntesis del glucógeno en los músculos y el hígado, la síntesis de proteínas musculares y la actividad anabólica.

Los estudios que utilizan las pruebas de corrección de pruebas han demostrado que la Rhodiola rosea aumenta la memorización y la capacidad de concentración durante periodos prolongados. Aumenta la actividad bioeléctrica del cerebro que mejora la memoria y la energía del cerebro.

Los sujetos que recibieron el extracto de Rhodiola rosea también informaron de una reducción estadísticamente significativa en la fatiga mental, la mejora de los patrones de sueño, una menor necesidad de sueño, una mayor estabilidad estado de ánimo y una mayor motivación para estudiar. Los resultados del examen promedio entre los estudiantes que recibieron el extracto de Rhodiola rosea y placebo fueron 3,47 y 3,20, respectivamente.

Se ha demostrado que aumenta la actividad anti-tumoral por el aumento de la resistencia contra las toxinas. Estimula y protege el sistema inmunológico mediante el restablecimiento de la homeostasis (equilibrio metabólico) en el cuerpo. También aumenta las células asesinas naturales (NK) en el estómago y el bazo.

En estudios con animales, los extractos de Rhodiola, parecen aumentar el transporte de los precursores de la serotonina, triptófano y 5-hidroxitriptófano en el cerebro. Ha sido utilizado por los científicos rusos por sí solos o en combinación con antidepresivos para aumentar el estado mental, especialmente en los países y épocas en los que hay poco sol durante períodos prolongados. Esto lleva a una condición conocida como Trastorno Afectivo Estacional o SAD, común a los países del norte de Europa.

Se han encontrado muchos otros beneficios derivados del uso de la Rhodiola, incluidos su capacidad para mejorar la audición, para regular los niveles de azúcar en la sangre para los diabéticos y proteger el hígado de las toxinas ambientales. Se ha demostrado que activa los procesos lipolíticos (pérdida de grasa) y la movilización de los lípidos de un tejido adiposo. También puede mejorar la función tiroidea clínicamente sin causar hipertiroidismo, mejorar la función de la glándula del timo y proteger o retrasar la involución que se produce con el envejecimiento También puede mejorar las reservas de la glándula suprarrenal, sin causar hipertrofia. A lo largo de los años se ha demostrado que mejora sustancialmente la disfunción eréctil y / o la eyaculación precoz en los hombres y normaliza el líquido prostático.

En concreto:

Adaptógeno y protector frente al estrés,

cardioprotector,

antioxidante,

estimulación del sistema nervioso central, incluidas funciones cognitivas como la atención, la memoria y el aprendizaje,

efecto anti fatiga,

efecto antidepresivo y ansiolítico,

normalizador de la actividad endocrina,

aumento de la esperanza de vida.

CÚRCUMA

Curcuma longa

Composición:

Principio amargo (curcumina), resina, almidón y ácidos orgánicos.

Partes utilizadas:

Las raíces y hojas

Usos medicinales:

La curcumina neutraliza los radicales libres, protege contra el daño celular y los efectos perjudiciales de la radiación mediante la regulación de la división celular. También reduce la inflamación causada por la radiación.

Previene y elimina la placa en el cerebro asociada con la enfermedad de Alzheimer y que también puede ser causada por la exposición de radiación EMF.

Se emplea como tónico estomacal, pues estimula la producción de jugos gástricos, siendo adecuada para abrir el apetito y en la hipoclorhidria. Es colagoga, carminativa y reduce el colesterol. Es un potente antiinflamatorio.

Otros usos:

Forma parte de la salsa curry, mezclada con coriandro, jengibre, comino, nuez moscada y clavo.

Toxicidad:

Tiene efecto anticoagulante.

ELEUTEROCOCO

Eleuterococus senticosus

Partes utilizadas:

Se emplean sus raíces.

Composición:

Eleuterósidos A, B, D E, J, K, L, M.

Usos medicinales:

Estimulante y adaptógeno. Se emplea mundialmente como sustituto del Ginseng para las disfunciones sexuales, como estimulante hormonal y nervioso, así como para mejorar la prostatitis y el sistema defensivo.

Aumenta la resistencia inespecífica del organismo, incrementando los mecanismos de defensa. Aumenta la tasa de hemoglobina, el número de polinucleares neutrófilos y eosinófilos, mejora la circulación cerebral, el apetito, la coordinación de los movimientos y aumenta la receptividad de los órganos de la vista y del oído.

Estimula la función endocrina de las glándulas sexuales y suprarrenales. Posee acción gonadotropa, sobre todo en lo que se refiere a la próstata y vesículas seminales, normaliza la tensión arterial, la circulación coronaria y disminuye el colesterol.

Otros usos:

Tiene un ligero efecto antiinflamatorio, mejora la permeabilidad capilar y se le han encontrado acciones positivas en la diabetes y la hipotensión. Es afrodisiaco moderado en mujeres.

Toxicidad:

No tiene toxicidad. No emplear cuando hay fiebre, en la hipertensión, taquicardias o riesgo de infarto.

NONI

Morinda citrifolia

Composición:

Ácido benzoico, ácido linoleico, limoneno, ácido oleico, eugenol, selenio, vitamina C, ácido acético, asperulósido, ácido hexanoico, xeronina, proxeroninasa, proxeronina y escopoletina.

Usos medicinales:

Esta planta aumenta la capacidad general del cuerpo para adaptarse a la tensión de la radiación electromagnética y corrige los desequilibrios de los sistemas corporales afectados.

Fortalece el sistema inmunológico, ayuda a mantener un corazón sano (la radiación EMF es conocida por dañar el corazón, a fin de cuentas, un órgano que se mueve por impulsos eléctricos), ayuda a proteger contra el daño del ADN, desintoxica las células dañadas y asiste al buen funcionamiento de la linfa.

Es analgésica, antiinflamatoria y adaptógena. Estimula la producción de células inmunitarias de la serie T y el crecimiento de los macrófagos, por lo que se considera un buen estimulante de las defensas.

Modera la tensión arterial alta, disminuye la hiperviscosidad sanguínea, regula la producción de insulina pancreática y disminuye los niveles altos de colesterol.

Otros usos:

Tratamiento del asma, alergias, artritis, dolor de cabeza, dismenorreas, fatiga crónica, tos, y fracturas.

TULSI

Albahaca santa

Esta "reina de las hierbas" ha sido venerada como una de las hierbas más sagradas de la India.

Propiedades:

La investigación moderna la ha clasificado como una hierba adaptogénica y se ha demostrado que mejora al sistema inmunológico y alivia la reacción negativa del cuerpo ante el estrés.

Apoyo al sistema inmunológico

Aumenta la resistencia física

Protege del estrés cotidiano

Posee abundantes antioxidantes.

d) Hongos y algas

MELENA DE LEÓN

Héricium Erinaceus

Es un hongo que crece en Asia, sobre todo en la parte central. En Japón, se denomina Yamabushitake.

Composición:

Hericinonas y Erinacinas.

Propiedades:

Es un hongo que crece en los bosques cuyo principio activo principal es un potente antibiótico natural, del tipo orcinol. Este componente, de aspecto rojizo, posee una importante acción anti-microbiótica, por lo que se ha usado desde tiempos atrás en los países originarios para tratar todo tipo de infecciones gástricas.

Hay efectos notorios sobre el sistema nervioso, mejorando las parálisis provocadas por las lesiones medulares, la esquizofrenia y el mal de Parkinson, además del Alzheimer.

Protege y reconstruye las vainas de mielina. Recientemente algunos investigadores han atribuido a la capa de mielina propiedades mucho más importantes que la de aislar la conducción de los impulsos nerviosos: parece comportarse como una membrana semiconductora y como tal, capaz no sólo de modular la transmisión nerviosa, sino además intermediar entre la información externa (muscular, sanguínea, inmunológica o celular en general) y la de los propios axones o fibras nerviosas que envuelven.

Otra importante función de la vaina de mielina es la de formar el sustrato por donde se regenerará una fibra nerviosa que pueda haber sido destruida por algún factor traumático.

Potencia el NGF (Factor de Crecimiento Nervioso) de las neuronas. Su función como hormona circulando por la sangre es fundamentalmente neurotrófica (crecimiento y regeneración de neuronas), llegando a muchos órganos donde hay neuronas independientes del sistema nervioso.

El NGF actúa también como neurotransmisor acoplándose a receptores celulares determinados, no necesariamente neuronales.

ESPIRULINA

Spirulina maxima

Perteneciente al grupo de los cianófitos, la importancia dietética de estas algas verdeazuladas se descubrió en 1962, durante unas investigaciones realizadas en los lagos del valle de Texcoco, en Méjico. Se trata de una planta unicelular minúscula que crece en aguas saladas y alcalinas, y se cree que tiene ya tres millones de años, siendo anterior su existencia incluso a la de los insectos.

Partes utilizadas:

Toda la planta

Composición:

Vitaminas, aminoácidos, proteínas, carotenos, mucílagos y ácidos grasos. También: ácido palmítico, esteárico, sitosterol y oleico, además de clorofila 600 mg/100 gr, carotenos, alcoholes triterpénicos, y estigmasterol.

Usos medicinales:

Nutriente, anorexígeno. Calma el centro del apetito y por ello es un buen remedio contra la obesidad. Tiene efecto diurético y por su contenido nutritivo es adecuado para personas que necesiten suplementos, sin que éstos les engorden. Tomado media hora antes de las comidas adelgaza, pero si se toma al terminar es posible que produzca el efecto contrario, ya que mejora la síntesis de las proteínas.

Otros usos:

Tiene sinergia con el fucus en la obesidad. Se le han encontrado efectos como antioxidante y antimicrobiano, además de estimular la producción de melalina, favorecer el crecimiento, mejorar la memoria y la arteriosclerosis.

Toxicidad:

No tiene toxicidad.

e) Enzimas

SOD

Tal vez el componente más crítico de nuestro cuerpo que es susceptible al ataque de los radicales libres es el ácido desoxirribonucléico. Se estima que los radicales libres atacan al ADN aproximadamente 100.000 veces por célula cada día.

Se trata de una de las enzimas antioxidantes más importante. La SOD es verdaderamente el mecanismo maestro de defensa de las células para atrapar a los radicales libres y prevenir las enfermedades.

Actúa neutralizando los radicales superóxido convirtiéndolos en peróxido de hidrógeno en concentraciones inferiores a 10, siempre en presencia de cinc.

La SOD es imprescindible para todos los organismos aerobios, habiéndose establecido una correlación entre los niveles de SOD y el índice la longevidad.

Un estudio sugiere que la SOD no sólo puede prevenir el daño inmediato de la radiación, sino también protege contra el daño que puede ocurrir más tarde.

GLUTATIÓN

El glutatión reducido (GSH) es un tripéptido (ácido glutámico, cisteína, glicina) que se encuentra presente en elevadas concentraciones dentro del eritrocito. Su función fundamental es proteger a la célula contra la acción de agentes oxidantes endógenos y exógenos, así como mantener la estabilidad de la membrana. También participa en el mantenimiento de la estructura de la hemoglobina, en la síntesis de proteínas en los reticulocitos, así como preserva la integridad de algunas enzimas y proteínas de la membrana. En lo que respecta al sistema inmune, algunas funciones de las células T pueden ser potenciadas en vivo mediante la administración de GSH.

La deficiencia de GSH produce un cuadro de anemia hemolítica de intensidad variable. Se emplea para la prevención y tratamiento de las cataratas, hepatopatías en general, eficaz antioxidante, tratamiento del cáncer y energético muscular.

NADH (5-nicotinamida adenina dinucleótido)

La nicotinamida adenina dinucleótido (también llamada Coenzima I), es una coenzima que se encuentra en todas las células vivas. El compuesto es un dinucleótido, ya que consta de dos nucleótidos unidos a través de sus grupos fosfato con un nucleótido que contiene un anillo adenosina y el otro que contiene nicotinamida.

En los organismos, el NAD+ puede ser sintetizado desde cero a partir de los aminoácidos triptófano o ácido aspártico. Alternativamente, los componentes de las coenzimas se obtienen a partir de los alimentos, como la vitamina niacina.

Propiedades:

Aumenta la producción de energía celular (cada molécula de NADH produce 3 moléculas de ATP).

Interviene en la regulación celular y reparación del ADN.

Potencia el sistema inmunitario (aumenta de forma especialmente notable la Interleukina-6). Es un potentísimo antioxidante. Actúa regenerando los antioxidantes naturales de nuestro organismo.

Estimula la biosíntesis de la dopamina, la adrenalina y la noradrenalina. Tiene un efecto positivo sobre las funciones fisiológicas como la fuerza, el movimiento, la coordinación, el estado de alerta, las funciones cognitivas, el estado anímico, el deseo sexual y la secreción de la hormona de crecimiento.

Protege contra los efectos dañinos del alcohol (el NADH interviene en la enzima alcohol deshidrogenasa, presente en la metabolización del alcohol).

Protege contra la toxicidad del Azatimidina (AZT), fármaco que se usa en enfermos de Sida. El NADH ayuda a minimizar los efectos negativos provocados por el AZT, como son la debilitación de las células musculares, la alteración funcional de las mitocondrias y la reducción de la producción y actividad de la NADH citocromo C reductasa.

En resumen, una de sus principales funciones es la producción de energía en la célula. Y es que cuanto más NADH libre haya en la célula, mayor energía puede producir ésta. Conviene saber, sin embargo, que aunque existe NADH en todos los alimentos éste se destruye al cocerlos o freírlos. Es más, incluso al ingerir alimentos crudos su nivel de absorción es bajo debido a que el ácido estomacal lo degrada. De ahí que la manera de asegurarse de que la incorporamos a nuestro organismo sea tomarla en forma de pellest (microglóbulos gastrorresistentes).

ÁCIDO LIPOICO (Dihidrolipoico ácido, Alfa lipoico, ácido tióctico)

El ácido tióctico o lipoico, es un compuesto sulfurado que actúa como factor de crecimiento en algunos microorganismos y como coenzima o grupo prostético en los tejidos de los mamíferos. En algunos países, el ácido tióctico se asocia a preparados multivitamínicos y en otros países, en los que se comercializa sin asociar, se utiliza como suplemento alimentario. Se le considera como un factor nutriente esencial. Se utiliza como antioxidante, como quelante del cobre en la enfermedad de Wilson y desoxidante hepático en el envenamiento por algunas setas y metales pesados.

Mecanismo de acción

La acción beneficiosa del ácido tióctico se debe a su elevado poder antioxidante que le permite capturar numerosos radicales libres como los radicales hidroxilo, hipocloroso y oxígeno. El ácido tióctico atraviesa fácilmente las membranas celulares actuando tanto en medios lipófilos como hidrófilos, por lo que puede actuar frente al estrés oxidativo y prevenir el daño celular a muchos niveles. En las células del cuerpo, ácido alfa-lipoico se transforma en ácido dihidrolipoico.

También actúa indirectamente regenerando o reciclando otros antioxidantes presentes en la sangre. Así, por ejemplo, la vitamina E oxidada es reducida por el ácido lipoico volviéndose nuevamente eficaz como antioxidante. De igual forma, la vitamina C y el glutatión son regenerados por el ácido tióctico. Algunos estudios preliminares en los que se administró ácido tióctico como suplemento alimentario en pacientes con deficiencia de CD4+ (unos linfocitos que juegan un importante papel en la inmunidad), mostraron un aumento de los niveles plasmáticos de vitamina C y de glutatión.

En el hígado, el ácido tióctico participa en numerosas reacciones metabólicas aumentando los niveles de glutatión, siendo este probablemente el mecanismo de sus efectos detoxicantes y regeneradores hepáticos. En algunos estudios, administrado con la silimarina, el ácido tióctico mostró reducir las transaminasas elevadas por alcoholismo, fármacos o hepatitis.

Como otros derivados sulfurados (glutation, penicilamina, cisteamina, etc.), el ácido tióctico es capaz de secuestrar los metales pesados. Se ha utilizado sobre todo en el tratamiento de la enfermedad de Wilson (un desorden metabólico que ocasiona depósitos de cobre en varias partes del cuerpo).

Estudios

Algunos estudios señalan que el ácido tióctico tendría propiedades in vitro e in vivo como agente antiretrovírico, actuando a un nivel diferente del de los antivirales derivados de los nucleótidos. In vitro, sus efectos son sinérgicos con los del AZT (zidovudina). Sin embargo, sus efectos en la clínica no son conocidos, debidos probablemente a que, por tratarse de un producto fuera de patente, no interesa a las grandes multinacionales hacer estudios sobre él.

Finalmente, hay que destacar que en algunos países europeos el ácido tióctico se ha empleado empíricamente durante muchos años para el tratamiento de la polineuropatía diabética. Se han realizado varios estudios clínicos controlados que han demostrado sin lugar a dudas, la eficacia del ácido tióctico reduciendo el dolor y las contracturas observadas en la polineuropatía diabética. Aunque no existen estudios que lo avalen, probablemente el ácido tióctico debe ser útil en las neuropatías producidas por el SIDA.

Indicaciones

Con la excepción de su uso para el tratamiento de la polineuropatía diabética, en el que las dosis recomendadas son de 300 mg una o dos veces al día, no existen otras recomendaciones, aunque se puede emplear en hepatopatías (transaminasas altas), infecciones víricas (incluido el SIDA), enfermedad de Wilson (intoxicación genética por cobre), y envenenamiento por metales y setas. También para potenciar la acción de otros antioxidantes, especialmente vitaminas C y E.

Debido a que el ácido alfa lipoico pasa fácilmente en el cerebro, puede ayudar a proteger el cerebro y tejido nervioso. Los investigadores están investigándolo como un tratamiento potencial para los accidentes cerebrovasculares y otros que involucran daño por los radicales libres, como la demencia.

Efectos secundarios

Aunque el ácido tióctico es esencialmente no tóxico, es un poderoso quelante que puede eliminar algunos minerales como hierro o zinc que son necesarios para la salud.

Se recomienda verificar durante un tratamiento con ácido tióctico los niveles de hierro y de otros oligoelementos. Muchos autores recomiendan suplementos minerales durante el uso de este compuesto.

Se han descrito algunas reacciones adversas como cefaleas, rash, dolor de estómago e hipoglucemia, siempre con dosis superiores a los 600 mg/día. Se ha comunicado un caso de trombocitopenia asociada al consumo de esta sustancia.

Los estudios en animales sugieren que las personas que no consumen suficiente tiamina (vitamina B1) no deben tomar ácido alfa-lipoico.

Interacciones posibles

Medicamentos para la diabetes. El Alfa-lipoico puede combinar con estos medicamentos para reducir los niveles de azúcar en la sangre, aumentando el riesgo de hipoglucemia o bajo nivel de azúcar.

Quimioterapia. Puede interferir con algunos medicamentos de quimioterapia.

Medicamentos para la tiroides, como la levotiroxina. El ácido lipoico puede disminuir los niveles de la hormona tiroidea.

f) Proceso de quelación

La terapia de quelación es un procedimiento médico que implica la administración de agentes quelantes para eliminar los metales pesados del cuerpo. Esta terapia tiene una larga historia de uso en la toxicología clínica y se mantiene para algunos tratamientos médicos muy específicos, a pesar de que se administre bajo supervisión médica muy cuidadosa debido a diversos riesgos inherentes.

No obstante, y aunque la terapia de quelación debe ser administrada con cuidado, ya que tiene una serie de posibles efectos secundarios, lo que aquí le proponemos es el uso de elementos naturales que van a ayudar, solamente a ello, a los propios mecanismos eliminatorios que dispone el cuerpo humano. Dejemos, pues, a los médicos con sus sofisticados sistemas químicos, en ocasiones imprescindibles dentro de la peligrosidad.

Muchas son las sustancias que actúan como quelantes, entre las que se encuentran la clorofila, el glutatión, varias enzimas y vitaminas. Otros agentes quelantes que participan en la quelación natural son los aminoácidos. Nuestros cuerpos sólo pueden sintetizar estos aminoácidos de una cantidad suficiente de proteínas de la dieta. Por ejemplo, nuestros cuerpos sintetizan cisteína de la metionina, aminoácido que se encuentra en el ajo y la cebolla.

Agentes quelantes comunes

Para las formas más comunes de la intoxicación por metales pesados –plomo, arsénico o mercurio-, hay varios agentes quelantes disponibles. El DMSA ha sido recomendado para el tratamiento de la intoxicación por plomo en los niños en los centros de toxicología de todo el mundo. Otros agentes quelantes, tales como el DMPS y el ácido lipoico (ALA), se utilizan tanto en la medicina convencional, como en la medicina alternativa.

Estos fármacos se unen a los metales pesados en el cuerpo y les impiden la unión a otros agentes. A continuación, se excretan del cuerpo. El proceso de quelación también elimina nutrientes vitales, como las vitaminas C y E, por lo tanto, deben complementarse.

A medida que envejecemos, nuestras células producen menos y menos de estos agentes quelantes. Así, a lo largo de nuestra vida, la suplementación es cada vez más importante para eliminar los metales pesados y otras toxinas de nuestros cuerpos. Por ejemplo, los adultos mayores deben aumentar los suplementos de estos agentes quelantes. Por lo tanto, un aumento en el consumo dietético de proteínas procedentes de plantas y animales es muy recomendable para mantener la quelación natural viva.

Cuando empezaron a aplicarse terapias por contaminación de metales pesados, principalmente plomo en las industrias armamentistas a mediados del siglo pasado, se descubrió que muchos de los pacientes no sólo eliminaban los síntomas conocidos por la sobreexposición al metal, también presentaban mejorías en otras áreas, como la visión, la capacidad auditiva y la movilidad. Estudios futuros permitieron descubrir los efectos nocivos de los metales pesados a largo plazo, y avanzar en la forma de combatirlos. El cuerpo humano tiene su propio mecanismo de limpieza para los metales y cada célula fabrica sus propios agentes quelantes tales como la cisteína, la histidina, glutamina, metalotioneínas y otras destinadas a eliminar los metales pesados y toxinas.

Alimentos que ayudan a eliminar los metales pesados

El ayuno como recurso terapéutico y la terapia de colon son excelentes alternativas para purificar el organismo de forma acelerada. El ayuno debe llevarse a cabo con control médico ya que puede tener consecuencias contraproducentes en la salud, debido a que estresa al organismo.

Existen, por otro lado, alimentos que ayudan al cuerpo a combatir gradualmente los efectos de los metales pesados, y su consumo no tiene efectos secundarios, sino que incluyen además múltiples beneficios para el cuerpo.

Ajo

El ajo es un alimento con poderosas cualidades antibióticas y antivirales. También ayuda a eliminar los metales pesados. Basta comer una o dos cabezas de ajo todos los días en ayunas, incluso aquellas que se venden maceradas en aceite para eliminar el olor resultante. El ajo, que contiene ácidos quelantes, aminoácidos como la L-metionina y la L-cisteína, moviliza los residuos de cadmio, plomo, arsénico y mercurio dentro de nuestros cuerpos para ser eliminados.

Cilantro

Esta planta mejora el sistema inmune y ayuda a eliminar el mercurio del cuerpo. Es una alternativa para las personas que tienen amalgamas o les fueron recientemente removidas. También se sabe que ayuda a expulsar aluminio y plomo. El cilantro juega un gran papel en la quelación natural y según se cita en varias investigaciones, puede efectivamente a eliminar el mercurio de nuestro sistema nervioso.

El **vinagre de manzana**

Es decir, ácido acético, un quelante natural para eliminar los metales pesados de nuestro cuerpo.

Pectina

La pectina es una substancia que se encuentra en las paredes de las células de la mayoría de las plantas. Es un derivado de la pulpa de las frutas cítricas, tales como naranjas, toronjas, limones y manzanas. Es un polisacárido de cadena larga, identificada en 1825.

Vegetales frescos

Existen una serie de vegetales con cualidades nutricionales y antioxidantes que ayudan a la desintoxicación. Lo hacen tanto actuando directamente sobre los metales pesados como purificando las vías de eliminación. Son particularmente benéficos el brócoli, la coliflor, la col y las coles de Bruselas.

Arcilla roja

Repetidas veces numerosos investigadores han sometido a análisis a la arcilla, en un intento de encontrar aquél componente desconocido que explique sus propiedades. Pero una y otra vez la desilusión vuelve a renacer, ya que no es ninguno de sus componentes sino la unión de todos ellos.

La arcilla tiene una carga magnética de tipo positivo y es capaz de atraer hacia ella cualquier elemento extraño que tenga carga negativa. Una vez absorbidos los elementos extraños, los dispersa. Los agentes patógenos o muertos y necrosados, son irremediablemente atraídos hacia la arcilla, lo mismo que las partículas radiactivas. Esta última propiedad será muy a tener en cuenta en el futuro, ya que el aumento de las radiaciones hace imprescindible el uso de una sustancia que las elimine.

Durante la pasada catástrofe de Chernobil, los científicos rusos utilizaron toneladas de arcilla roja para impedir que las radiaciones siguieran extendiéndose, aunque no pudieron eliminar ya las que se habían filtrado.

Por vía interna lo mejor es tomarla mezclada solamente con agua, ya que así se produce un intercambio de iones altamente positivo. Para ello se llena un vaso de agua y se deposita una cucharada de polvo en el fondo. A la mañana siguiente se puede beber toda el agua, junto con la arcilla, o solamente en agua que queda en la superficie. Si es así, volveremos a añadir agua y hasta la próxima toma. Cuando notemos que va quedando poca arcilla en el fondo añadimos una pequeña cantidad,

Propiedades

Mezclada con el limón descongestiona el hígado, libra la vesícula de piedras y limpia la pared de los vasos capilares.

Neutraliza las intoxicaciones provocadas por hongos y setas.

Los gérmenes patógenos y los parásitos, tanto internos como externos, desaparecen en su presencia.

Es un buen depurativo interno para eliminar sustancias perjudiciales, incluidas la amébica y disentería.

Limpia la sangre (depura), la hace más fluida y la enriquece en sales minerales. Tanto si hay deficiencia como exceso, la arcilla restituye la sangre a los valores normales.

Conclusiones

Una vez finalizado este libro, hemos considerado de interés extraer una síntesis sobre su contenido:

- Existe una amplia gama de influencias del medio que producen efectos biológicos. La expresión "efecto biológico" no es equivalente a "peligro para la salud", aunque no se descarta que vayan unidos.
- Incluso a frecuencias bajas, los campos eléctricos y magnéticos exteriores inducen corrientes circulares en el interior del organismo.
- Aunque los daños inicialmente no sean notorios, es posible que terminen afectando al sistema inmune y al sistema nervioso.
- Los daños a nivel celular, especialmente en cuanto a la comunicación entre células, fundamentalmente en los linfocitos, es muy probable que produzcan serios deterioros en el organismo.
- El nivel de daño no es posible relacionarlo en una primera fase de la contaminación, por lo que el enfermo no recibe tratamiento adecuado.
- Uno de los principales efectos de los campos electromagnéticos de radiofrecuencia es el calentamiento de los tejidos del organismo.
- No existe ninguna especialidad médica que disponga de datos ni remedios para evitar o corregir los daños.
- La preocupación actual de la sociedad se centra en los posibles efectos sobre la salud a largo plazo, como un efecto acumulativo exponencial.

- De comprobarse los peligros de las radiaciones, no se trataría de evitarlas ni prohibirlas (algo ahora mismo inviable), sino de apantallar a los afectados o hacerles inmunes.

"Si no te ha gustado mi libro, no te enfades; no lo escribí pensando en agradarte"

Adolfo Pérez Agustí

Glosario de términos

AR Receptor de andrógenos

BLUETOOTH Redes inalámbricas de Área personal

CAS Coeficiente de absorción específica

CEI Carcinoma in situ

CEM Compatibilidad electromagnética, campo electromagnético

CT Células troncales humanas embrionarias

DBCP Dibromodichloropropane

DDE diclorodifenil dicloroetileno

DDT diclorodifenil tricloroetano

DES Dietilestilbestrol

DHT dihidrotestosterona

DTH-hipersensibilidad retardada

ECM Campos electromagnéticos

EDC Disruptores endocrinos

EEG Electroencefalografía

EGF Factor de crecimiento epidérmico

EKG (ECG) Electrocardiograma

EHS Hipersensibilidad electromagnética

EMC En inglés Electromagnetic Compatibility

EMF Radiación electromagnética

ER Receptor de estrógeno (α y β isoformas)

ES Sensibilidad electromagnética

FSH Hormona estimulante de los folículos

GD Día gestacional

GR Receptor de glucocorticoides

HCB hexaclorobenceno

HPOA área hipotalámica preóptica

IARC Agencia Internacional para la Investigación sobre el Cáncer (IARC), dependiente de la Organización Mundial de la Salud

Ig Inmunoglobulina

IC Intervalo de confianza

IEI intolerancia ambiental idiopática

IgG Inmunoglobulina G/el anticuerpo más abundante en el cuerpo.

IPCS Programa Internacional sobre Seguridad Química

IRISCORDER Aparato para medir el movimiento de la pupila.

IRM Imagen por resonancia magnética

kHz Kilohertzios (ciclos por segundo)

LH Hormona luteinizante

LYME bacterias espiroquetas presentes en las garrapatas.

MCS sensibilidad química múltiple

MF Campos magnéticos

TIMO glándula endocrina

OMS Organización Mundial de la Salud

PBDE Éter bifenil polibrominado

PICEM Proyecto Internacional CEM

RF Señales de radiofrecuencia

RFR Radiación de la radiofrecuencia

RMN Resonancia magnética nuclear

SFC Síndrome de fatiga crónica

SOP Síndrome de ovario poliquístico

SQM Sensibilidad Química Múltiple

TRH Hormona de reemplazo

TSH Hormona estimulante del tiroides

T 3 Triyodotironina

T 4 Tiroxina

VDU unidades de visualización de vídeo

WLAN Red de área local inalámbrica

WUSB Usb Inalámbrico

ZIGBEE Protocolos de alto nivel de comunicación inalámbrica para su utilización con radiodifusión digital

ÍNDICE

CAPÍTULO 1

Sensibilidad electromagnética

1.1 Sensibilidad eléctrica

1.2 Sensibilidades químicas

1.2.1 En los animales

1.2.2 En las plantas

1.2.3 En las personas

1.3 El entorno eléctrico

CAPÍTULO 2

Definición tecnológica

2.1 Electromagnetismo

2.2 Frecuencias

2.3 Hipersensibilidad

2.4 Prevalencia

2.5 Energía electromagnética

2.8 La OMS

2.8.1 Otros estudios

2.8.2 Límites

2.8.3 Dudas

CAPÍTULO 3

Fuentes perjudiciales

3.1 Campos eléctricos y magnéticos estáticos

3.2 Teléfonos móviles

3.3 Teléfonos inalámbricos

3.4 Antenas de telefonía

3.5 Líneas de alta tensión

3.6 Campos magnéticos

3.7 Radiofrecuencia

3.8 Preocupaciones sanitarias

CAPÍTULO 4

Transmisores

4.1 WiFi

4.2 Bluetooth

4.3 Fibra óptica

4.4 Ondas de radio

4.5 Radiotelescopios

4.6 Teléfonos móviles o celulares

4.7 Rayos infrarrojos

4.8 Ondas de luz visibles

4.9 Luz ultravioleta

4.10 Rayos X

4.11 Rayos gamma

4.12 Bombillas de bajo consumo

4.13 Otras fuentes perjudiciales

CAPÍTULO 5

Medidores de radiofrecuencias

5.1 Detectores de EMF

5.1.2 Detector para radiación inalámbrica

5.1.3 Medidor Gauss para electricidad y radiación magnética

5.1.4 Eco y efecto Doppler

5.1.5 Medidores Spectran

5.1.6 Medidores de campos electromagnéticos

5.1.7 Medidores de Electrosmog ESI

5.1.8 Biotensor

CAPÍTULO 6

Normas de seguridad

6.1 Actuación de los gobiernos

6.2 Normas internacionales

6.3 Percepción pública del riesgo

CAPITULO 7

Fisiología

7.1 El cuerpo humano

7.2 Efecto sobre la melatonina

7.3 Otros riesgos

7.4 Regulación del sistema interno y las emociones

7.5 Efectos biológicos

CAPÍTULO 8

Características de la enfermedad por electromagnetismo

8.1 Campos magnéticos estáticos

8.2 Estudios sobre personas con EHS

8.3 Datos

CAPÍTULO 9

Tipos de reacciones y daños a nivel más íntimo celular producido por las radiaciones electromagnéticas externas

9.1 Campos eléctricos y magnéticos

9.2 Efectos perjudiciales

9.3.1 Diferenciación en el sistema inmune

9.4 Inmunidad adaptativa

9.5 Referente a células y radiaciones

9.6 Efectos que se producen en las células por las ondas electromagnéticas

9.7 Efectos en el cerebro

9.8 Un caso real

9.9 La comunicación celular

9.10 Estudios

9.11 Observaciones clínicas relacionadas

CAPÍTULO 10

Datos médicos

10.1 Trastorno autoinmune

10.3 Efectos beneficiosos

10.4 Bioefectos perjudiciales

10.5 Alteraciones genéticas

10.5 Daños en las barreras orgánicas

10.6 Disparadores de la hipersensibilidad eléctrica

10.7 Pozos de gas natural

10.8 Disruptores endocrinos (EDC)

10.9 Neurocomportamiento

10.10 Estadísticas y tratamiento

10.11 Otras fuentes contaminantes

CAPITULO 11

Investigaciones

11.1 Frecuencias

11.2 Casos reales

11.3 ¿Por qué no todo el mundo tiene electrosensibilidad?

CAPÍTULO 12

Síntomas

12.1 Síntomas más comunes:

12.1. 2 Síntomas manifestados a los médicos:

12.1.3 Síntomas recopilados en los medios de comunicación:

12.2 Elementos perjudiciales

CAPÍTULO 13

Diagnóstico

13.1 Pruebas

13.2 Otro estudio médico

13.2.1 Resultados

13.3 Discusión

13.4 Exámenes físicos recomendados

13.4.1 Pruebas de laboratorio

13.4.2 Pruebas con señales eléctricas

13.5 Micotoxinas

13.6 ¿El ordenador portátil más perjudicial que un PC?

13.7 Metales pesados

CAPÍTULO 14

Tratamiento preventivo

14.1 Cómo reducir los niveles de CEM en nuestro hogar
14.1 Toma de tierra

14.2 Vivienda

14.3. En el dormitorio

14.4 En cuanto a los equipos y telefonía

14.5 En el resto de la vivienda

14.6 Relación de protectores para interiores

CAPÍTULO 15

Tratamiento natural

15.1 Posibilidades de curación

15.2 Desequilibrios electroquímicos

15.3 Resonancia molecular

15.4 Hipersensibilidad

15.6 Eliminación de los síntomas

CAPÍTULO 16

Pautas del tratamiento global

16.1 Mejorar el estilo de vida

16.2 Metales pesados

Elementos de salud

16.3.1 Desintoxicar

16.3.2 Meditar, tanto como sea posible

16.3.3 Liberar endorfinas

16.3.4 Reiki

16.3.5 Sales de Epsom

16.4 Acupuntura y meridianos

16.5 Homeopatía

16.6 Tratamiento Ayurveda de ERSS

16.7 Limpieza vibracional

Los remedios

16.6 Los remedios naturales

CAPÍTULO 17

Actuación por sistemas

17.1 ACTUACIÓN SOBRE EL SISTEMA INMUNITARIO

a) Alimentos y Nutrientes

b) Minerales y oligoelementos

c) Homeopatía

d) Plantas medicinales

e) Hongos y algas

f) Hongos

17.2 ACTUACIÓN SOBRE EL SISTEMA NERVIOSO

a) Alimentos y Nutrientes

b) Homeopatía

c) Plantas medicinales

d) Hongos y algas

e) Vitaminas y aminoácidos

17.3 ACTUACIÓN SOBRE EL SISTEMA ORGÁNICO

a) Alimentos y Nutrientes

b) Homeopatía

c) Plantas medicinales adaptógenas

d) Hongos y algas

e) Enzimas

f) Proceso de quelación

Alimentos que ayudan a eliminar los metales pesados

www.ingramcontent.com/pod-product-compliance
Lightning Source LLC
Chambersburg PA
CBHW051623170526
45167CB00001B/41